天下文化

BELIEVE IN READING

吳明珠醫師的文明病處方

吳明珠 著

目錄
contents

第二章 中醫的眼睛方 89

第三章 中醫的耳朵方 147

作者序

耳聰目明，才是聰明

在我診間的每一天，總能見到一些父母帶著孩子前來求診。他們的期望各式各樣，有的希望孩子的身材高挑健碩，有的希望女兒容顏美麗，而最令我印象深刻的，莫過於那些希望孩子在學業上更為出色的家長。他們總是問道：「吳醫師，有什麼藥可以讓孩子變得『聰明』，更能應付繁重的功課和考試嗎？」我常常會反問：「那你們認為什麼才是真正的『聰明』呢？是功課能夠一百分嗎？是在班上能夠居於第一名嗎？又或者是考上了理想的第一志願呢？」而正在看這本書的你，「聰明」的定義又是什麼？

在這個資訊爆炸、科技迅速發展的時代，上門求診的父母時常沉浸在各種資訊的洪流中，置身於快節奏的生活；然而，在這個看似繁忙而複雜的世界裡，我們都忘了照顧自身——自己的身體。

生活中，我們總是追求著各種各樣的目標。在學生時代，功課和考試無疑是最為迫切和珍貴的目標之一。然而，在關注身體健康、心靈平和的同時，我們或許會發現，真正的聰明並不僅僅體現在數字和成績上，有時還需要停下腳步，關注自己的身體與內心。

耳聰，並非單指聽力的敏銳，更是一種對於世界的敏感和理解。有一句古語說得好：「聰明在耳邊，智慧在心田。」良好的聽力，意味著能夠細心傾聽，從生活的細節中汲取智慧，這樣的聰明才是真正的豐富。

目明，不僅僅是指視力的清晰，更是一種對於事物本質的洞察力。人生的道路並不總是平坦，有時我們需要透過明亮的雙眼，看透迷霧，找到前行的方向。這樣的目明，讓我們能夠在逆境中保持清醒，堅持追求夢想。而這樣的耳聰目明，才是真正的聰明。

這也是我選擇以《吳明珠醫師的文明病處方——耳聰目明，過上聰明人生》為題的原因之一。在中醫理念中，身體的各個部分都是相互聯繫的，而聰明不只是學業成績，更包括對生命的敏感和對世界的理解。

眼與耳不只是兩個器官，而是全身的一部分

中醫注重的是整體觀念，強調身體的平衡與和諧。耳聰目明的保養，不僅僅是對聽力和視力的保護，更是對整體身體機能的調理。通過良好的飲食習慣，我們可以補充身體所需的營養，維持氣血的平衡；透過中醫的按摩和運動，促進經絡的流通，增強身體的抵抗力。書中將提供實用的保健方法，讓讀者在日常生活中輕鬆養成良好的保養習慣。

更值得一提的是，中醫強調因材施治，不同年齡段的人身體狀況各異，保養方法也應因人而異。無論是孩童、青少年、成年人還是老年人，都能夠在本書中找到適合

自己的保健之道。因為每個人都值得擁有一份屬於自己的聰明與健康。

再次強調《吳明珠醫師的文明病處方——耳聰目明，過上聰明人生》並非只是呼應耳目兩器官的保健，更是一種對生活的態度。「聽」與「看」，是我們感受這個世界的關鍵，也是我們與生俱來的寶藏。

本書不僅關注耳、目的保養，更強調中醫的整體保健理念，希望通過調整身體的內在平衡，實現聰明和智慧的生活，正是在這樣的思考中，我有幸將自己多年的中醫實踐經驗、學術積累以及對生命健康的深切關懷，匯聚成了這本新書《吳明珠醫師的文明病處方——耳聰目明，過上聰明人生》。

整本書的靈感來自於中醫的智慧，將古老的醫學理論與現代生活習慣結合，為讀者提供一個全新的視角來看待身體與健康。我深知，耳聰目明不僅僅是對於感知能力的形容，更是一種對於聰明、智慧生活的追求。在這本書中，我將與讀者分享中醫保健的智慧，探討如何通過調理身體、保持心靈平和，實現耳聰目明，活出聰明健康的人生。

他們的診間故事，也可能為你解惑

投入中醫領域超過二十五年，對中醫、身心健康的熱愛與日俱增，在這個現代節奏快速的社會中，我們往往忽略了對自己身體最基本需求的關注。眼耳作為感知世界的重要器官，對於我們的生活至關重要。然而，由於生活壓力、環境因素等原因，眼耳健康問題日益突顯。

在我的臨床實踐中，我遇到了許多因各種原因而眼耳健康受損的患者。每位患者身上都有一個獨特的故事，這些故事不僅深深觸動我的內心，也激發了我對於眼耳保養更深入研究的渴望。我深信，將中醫的智慧與現代保健理念結合，可以為更多人提供實用的眼耳保養指南。

書中涵蓋了從飲食、情緒管理到日常生活習慣的方方面面，旨在幫助讀者建立起科學、合理的健康生活方式。我相信，只有當我們瞭解自己的身體，懂得如何照顧自己，我們才能活得更加聰明、更有智慧。

接下來的章節中，我將深入探討中醫對於耳聰目明的看法，解析中醫保健的核心理念，以及如何通過飲食、中藥、按摩、氣功等方法，實現耳目的和諧平衡。在這趟中醫之旅中，我們將一同發現身體的奧妙之處，探索中醫在現代生活中的價值，並啟發更加智慧、健康的生活方式。

這是一本我用心打造的作品，也是我對眼耳保養的一份深切關懷和熱忱。讓我們攜手一同尋找「耳聰目明」的祕密，並將它們融入生活中，引領你走向一條更加耀眼的健康之路。願我們都能夠在追求耳聰目明的過程中，發現生命的美好，活出真正的聰明與智慧，讓「耳聰目明」成為一種全面的生活態度。

第 1 章

吳明珠的
診間群像

現代人最少疼愛的器官：眼

當我還是一名中醫學生的時候，我對於如何用中醫的理論來解釋和治療現代人常見的眼睛問題充滿了好奇。記得有一次，我們班上的討論課，教授提出了一個問題：「中醫如何看待眼睛？」這個問題讓我深受啟發。在那個充滿古典書香和草藥香氣交織的學習時光裡，我們，一群對中醫充滿好奇的年輕靈魂，跟隨著古籍的腳步，踏進了一片未知的神祕領域。

《黃帝內經》與《神農本草經》這兩本厚重的醫學經典，就像是古代智者留給我們的寶藏。它們教導我們，眼睛，這個微小而精緻的器官，不僅僅是我們觀看世界的工具，更是靈魂與情感流露的窗口。

我們從《黃帝內經》和《神農本草經》中學到，中醫將眼睛視為「心之窗」，並與肝、腎、心脈有著密切的關係。我們被教導，眼睛不僅是看世界的工具，更是我們內在健康狀態的反映。這些理論在學術上固然深奧，但當我開始實際運用它們來解決病人的眼睛問題時，才真正有所體悟。

中醫將眼睛稱為「心之窗」、「神明之府」，這些詩意的名字，不僅描繪了眼睛在感知世界上的功能，更透露了它們與我們內在世界——情感、心靈的深刻聯繫。「心之窗」，這個名字對我來說，充滿了浪漫主義的色彩。它讓我想到每一次深夜裡，我們凝視著星空，心中湧動著對未知的渴望和對生活的無限感慨。那瞬間，眼睛不僅看到了外在的世界，更映照出了我們豐富多彩的內心世界。

當我們稱眼睛為「神明之府」時，我感受到一種神聖與尊崇。這讓我想到，每一次我們被美好的事物所感動，眼中閃爍的光芒，不正是我們內心的神明在微笑嗎？那是心靈深處最真摯的感受，通過眼睛，傳達給了這個世界。

「眼睛」之於一個人的重要性

走過學生時代，進入診間的日子裡，我始終帶著這份對眼睛的敬畏和好奇。每當有人因為眼睛的疲勞或模糊來尋求幫助時，我不僅僅是在為他們的眼睛治療，更是在努力為他們的心靈開一扇窗，讓更多的光線和美好進入他們的世界。

這段旅程讓我深刻體會到，眼睛，這扇通往心靈的窗，是如此的珍貴。它不僅讓我們看見這個世界的壯麗與美好，更讓我們學會了如何用心去感受、去愛、去生活。在這個既古典又現代的中醫世界裡，我們應一起珍惜並護理好這扇窗，讓每一個靈魂都能通過它，看到更加廣闊而精采的世界。

在中醫理論中，眼睛通常被稱為「神明之府」、「明窗」、「明目之官」等詞語。這些詞語反映了中醫對於眼睛在維持人體精神、感知、認知等方面的重要作用。

(1) 神明之府，中醫認為人體的神明主要存在於心臟，而眼睛被視為心臟的視窗，是神明的表現之一。因此，眼睛被形容為「神明之府」，代表著心神、意識等的表現。

(2) 明窗，中醫將眼睛形容為身體的一個視窗，通過這個視窗可以洞悉外界的事物。「明窗」的詞語體現了眼睛在感知光線、辨認物體等方面的功能。

(3) 明目之官，中醫強調眼睛是「明目之官」，即促進視覺的器官。這也反映了眼睛在維持人體視覺功能上的重要性，與西醫的「靈魂之窗」有著相似之處。中醫的這些術語強調了眼睛在維持身體精神、感知、認知等方面的重要作用，並將其視為與心臟、神明相關聯的重要器官。

(4) 瞳仁之門，瞳仁是眼睛的一個結構，中醫認為瞳仁之門是心神表現的地方。瞳仁之門的開闔和明暗變化，與人的情緒、神狀狀態密切相關，因此被視為心神活動的一個重要視窗。

(5) 目窗神明，在中醫的古籍中，有一些提到「目窗神明」的詞語，突顯了眼睛與神明、精神活動的密切聯繫。這也體現了眼睛作為感知器官和心神活動的表現之一。

由上述來看，中醫對眼睛的命名反映了對其在感知、認知、情感和心神等方面的重要性。眼睛被視為人體與外界交流的視窗，同時也與心臟、精神活動緊密相聯。這些術語表達了中醫對視覺器官的整體理解，強調了眼睛在維持身體和心智健康中的獨特角色。

1.1 原來模糊不是世界真正的樣子

在這個繁華的都市中，經常在路上看到很小的孩子，黑白分明的眼珠子前，卻掛著一副厚重的眼鏡，那是最常發生在小孩身上的「假性近視」。這讓我想到多年前的一個小小病患，是個小女生，最愛用蝴蝶結的髮帶紮著小馬尾，眼睛大大的愛笑的她，總把眼睛笑得彎彎的，可愛極了！

這位小女生的名字叫小璐，當時她只有五歲。她的父母覺得小璐看事物總是瞇著眼睛，所以決定帶她去看眼科醫生。眼科醫生檢查後告訴他們，小璐患有假性近視，需要佩戴眼鏡。當時，父母雖然感到一絲安心，心中卻總有些不捨：那麼小的孩子，擁有一雙漂亮眼睛，卻得被厚厚的鏡片擋住，不是太可惜了麼？於是他們來到中醫師吳明珠的診間，尋求另一種角度的幫助。

所謂的假性近視，是一種暫時的近視狀態，通常發生在幼稚園和國小的兒童身上。當眼睛看近物時，睫狀肌會收縮以調節焦距，讓近距離的影像能清楚成形。但如果長時間近距離用眼，睫狀肌可能會過度收縮，無法放鬆，導致水晶體變厚，光線過度屈折，形成近視。

當小璐一家走進診間，我仔細觀察著小璐的表情，要她把小手放上來讓我把脈，我先是輕輕按摩了一下小璐的手掌，問她：「小朋友，你為什麼總是瞇著眼睛呢？」

小璐有些害羞地低下頭，她的媽媽開口解釋：「我們之前帶她去眼科醫生那裡，醫生說她有假性近視，需要戴眼鏡。」

說實在話，過去我曾經碰過小朋友，其實並沒有近視，只是習慣性地瞇眼睛，又或者是在模仿著大人的樣子，才會瞇瞇眼。所以，雖然他們去看過西醫，我還是要再確認一次，透過把脈及觀察後，才能確定。

我問：「假性近視在中醫看來，常常與身體的其他狀態有關。我想先為小璐進行一次中醫診斷，好嗎？」小璐的父母點點頭，我請小璐坐在診療椅上，先是把脈後，再仔細觀察臉色、舌苔等症狀。接著，也詢問了一些生活習慣和飲食情況。

「小璐，你平時喜歡吃哪些食物呢？」

小璐興奮地說：「我最喜歡吃巧克力和霜淇淋了！」

原來如此！這就是一個線索。當時，我總結小璐的中醫診斷，告知其父母：「小璐的身體有些熱，這可能與她喜歡吃甜食有關。在中醫的觀點下，假性近視可能是因為肝火亢盛，導致眼睛的緊張，進而出現看東西瞇眼的狀況。」

小璐的父母聽得一頭霧水，不禁好奇地問：「肝火亢盛是什麼意思？」

而在中醫理論中，肝火亢盛表示身體內的肝臟功能過度活躍，火氣上升。這種情況可能與飲食不當、情緒不穩定等因素有關。當肝火亢盛時，容易影響到眼睛的功能，導致假性近視的出現。

小璐的父母聽後眉頭微皺，顯然對中醫的解釋感到疑惑與擔憂。我強調，「不用擔心，這只是一種體質的不平衡，我們可以通過中醫的調理，來改善小璐的狀況。」

於是，接下來的日子裡，我針對小璐的體質制定了一份中藥處方，主要以清熱解毒、平肝潛陽的中藥為主。同時，也建議小璐調整飲食，避免過多的甜食，增加蔬果的攝取，還教導小璐一些眼部按摩和眼保健操，以幫助緩解眼睛的疲勞。

中醫治療假性近視，主要是從整體體質入手，調理身體的平衡。這樣一來，不僅能改善眼睛的狀況，還能提升整體的健康水準。

經過一段時間的中醫治療，小璐的眼睛開始變得明亮起來，不再總是瞇著。她的父母也發現，小璐在日常生活中的精神狀態更好了，笑容更加燦爛。這讓他們對中醫的治療方法充滿信心。

其實真正叫我印象深刻的，是有一次小璐看診後，她突然對著我說，「吳醫師，謝謝你喔！幫我把眼睛擦乾淨，讓我知道原來世界的樣子不是模糊的！」聽到這段話，更能感受一旦孩子有了假性近視卻不知情，是會以為世界的樣子就是模糊的。

調養，從小開始學習

而像小璐這樣的孩子很多，一樣都出現「假性近視」的情況，卻找不出原因。有的父母說，明明沒有看電視，也沒有玩手機，為何會有？甚至更小的孩子，也是突然被檢查出有假性近視，令人百思不得其解。

其實，如同小璐一樣，愛吃甜食，飲料汽水當水喝，又喜愛冰冷飲食，加上不好的生活習慣時，都可能出現假性近視的症狀。儘管在眼科領域，假性近視還算一種輕症，但從中醫的角度，它同樣反映了身體整體的不平衡。透過中醫的療法，不僅能改善眼睛的狀況，還能提升整體的健康水準，讓人們實現真正的健康與美麗。

對於小璐的家庭生活和環境，給予一些中醫的建議，以促進小璐的康復和預防病情復發。像是在飲食方面，建議盡量避免過多的辛辣刺激和甜食，尤其是巧克力和霜淇淋，這些食物容易使體內的火氣上升，加劇假性近視的症狀。可以多給清淡的食物，例如蔬菜、水果，這有助於平衡體內的火氣。

此外，家中的環境也很重要。建議小璐的房間保持充足的光線，讓她在明亮的環境中學習和休息，這有助於緩解眼睛的疲勞。同時，注意經常讓她休息眼睛，遠離電子產品的輻射，以減輕眼睛的負擔。

同時，家長們也可以做些努力，引導孩子預防近視，像是鼓勵小璐多參加戶外活動，遠離長時間的書桌學習，這對於保持眼睛的靈活性和視力有很大幫助。同時，規律的生活作息也非常重要，確保她有足夠的睡眠時間，有助於身體的恢復和調整。

在小璐的治療過程中，中醫的綜合調理不僅改善了她的眼睛狀況，還提升了她整體的健康。這個故事也提醒我們，假性近視可能不僅僅是視力的問題，更可能是身體整體平衡的體現。透過中醫的角度，我們能夠找到更全面的解釋，並從根本上改善孩子的狀況。

對於家長們而言，除了關注孩子的視力，也應該注重生活習慣和飲食習慣的培養，以及提供良好的學習環境。同時，中醫的治療方法也為解決假性近視提供了一種可行的選擇。

希望小璐的故事能夠讓更多人認識到中醫在眼疾治療上的獨特角度，以及通過中醫的調理，不僅可以看到眼前的變化，還能感受到整體身心的提升。讓我們一同關注孩子的視力健康，為他們打開清晰明亮的未來之門。

【吳明珠小叮嚀】

小朋友形成假性近視的原因，主要與一系列外在因素有關，它們可能影響眼睛的正常發育和功能。以下是一些可能導致假性近視的原因：

1. 長時間近距離用眼：小朋友常常在學習、玩耍或使用數位設備時，長時間專注於近距離的活動，這可能導致睫狀肌長時間緊繃，使眼睛調節焦距的能力受損，進而形成假性近視。
2. 不良用眼習慣：長時間玩手機、平板電腦、電視等數位產品，以及持續閱讀書籍或玩遊戲，都是可能引起眼睛疲勞和近視的因素。
3. 不適當的環境光線：缺乏充足的自然光線，或者長時間處於光線不足的環境，可能影響眼睛的發育和視力。

4. 遺傳因素：家族中有近視的成員，可能增加兒童發展近視的風險。
5. 飲食習慣：過多攝取甜食、零食、咖啡因等，可能導致體內火氣上升，進而影響視力。
6. 缺乏戶外活動：長時間缺乏戶外活動，無法享受陽光和自然光線，可能對眼睛的發育和視力有不良影響。
7. 環境壓力：長時間處於高壓學習或生活環境下，可能影響兒童的視力發展。

假性近視往往是眼睛在外在環境壓力下的一種暫時性反應。為了預防假性近視，家長應讓兒童保持良好的用眼習慣，定期進行戶外活動，保持充足的睡眠，提供良好的營養飲食，並定期進行眼睛檢查，及早發現並處理視力問題。

1.2 三十歲的老花驚魂記

我記得那天小雅進入我的診間，是一臉的慌張和焦慮。三十五歲的她在貿易公司擔任結帳會計，工作表現非常優秀，年紀輕輕已經是個小主管，而她來找我看診的原因，竟然是為了一個「0」。

原來月底記帳結算時，一筆貨款她少寫了一個零，兩百萬的金額，居然寫成二十萬元，相差一百八十萬元。所幸組員在出帳前覺得有異，再次查帳後，才抓出錯誤，而因為看不清楚，差點造成百萬損失，這可把她嚇壞了，趕緊去配了老花眼鏡，還自封「百萬老花眼鏡」。不過，事後她還是很不解地問，「我只有三十五歲，怎麼會有老花眼呢？」

我微笑著讓小雅坐下，耐心聆聽她的困擾。小雅說，最近她在閱讀小字、使用手機時，總是需要移動得更遠，而這似乎不是她之前的視力狀況。「怎麼辦？我提早老化了嗎？」

我笑著回答，「小雅，年齡雖然只是數字，但我們的身體卻有其自然的變化。老花，其實是一種視力的漸進性變化，不僅發生在年長者身上，也可能在年輕時就出現。老花不是什麼可怕的事情。年輕時發現並加以調理，你可以改變這種情況。」

老花眼是什麼呢？老花眼是因為眼睛的晶狀體變硬，導致眼睛的調節能力下降，視力變差。老花眼是一種自然的老化現象，一般在四十歲左右開始出現，隨著年齡的增長，會愈來愈嚴重。老花眼和近視或遠視不一樣，近視或遠視是因為眼球的形狀不正常，無法聚焦。

老花眼的原因有很多，可能與遺傳、環境、生活習慣等有關；從中醫觀點來看，老花眼可能是腎精不足的緣故：腎主骨，骨生髓，髓化為血，血濡目，腎精不足，則目失所養，視力減退。《素問．至真要大論》指出「腎氣虛則目不明，腎氣實則目痛。」中醫治療老花眼的方法是，通過針灸、按摩、藥物等，補益腎精，養血明目，放鬆眼睛，改善視力。

經過精密的辨證斷病後，針對小雅的症狀制定中醫調理方案。先給小雅開出了一個搭配中藥的飲食療法，強調保護眼睛的穴位按摩，以及建議進行一些適度的運動，如太極拳、眼保健操等，以強健肝腎之氣。

在治療的過程中，我與她分享了中醫古書的智慧，解釋《黃帝內經》、《難經》等經典對視力健康的見解。中醫注重整體觀念，強調平衡和調和。這些古老的智慧不僅為她的視力帶來了改善，更讓她對中醫的療效深信不疑。

小雅認真遵從了我的建議，每天按時服用中藥，調整飲食習慣，並在工作間隙進行眼保健操。隨著時間的推移，她發現自己的視力逐漸恢復清晰，不再出現模糊的情況。這一變化不僅讓她工作更加得心應手，也使她對生活充滿了信心和活力。

最終，小雅成功擺脫了老花的困擾，同時也學到了如何調理身體，達到身心健康的平衡。這段驚魂記成為她生命中一堂重要的課，也讓她更加珍惜健康，並對中醫的醫學智慧充滿敬意。

治癒一個人的老花，不僅是醫治眼睛，更是呼應中醫「以治未病」、「平衡陰陽」

的理念，讓身體的每個器官都在和諧中運轉。這個故事也讓我更堅定了在中醫的道路上前行，希望能為更多的人帶來健康和快樂。

老花、老花，不是老了才會眼花

事實上近幾年來，在我的診所中，我也遇到一群相對年輕的患者，他們卻患上了老花，就跟小雅的心情一樣，他們都感到困惑和驚訝，因為按照傳統觀念，老花應該是老人家的專利，年輕人怎麼會有老花？

像小雅及這群年輕人的狀況是「類老花」，就是視力不穩定，有時清晰有時模糊的現象。在這個資訊爆炸的時代，人們長時間注視螢幕，特別容易讓眼睛疲勞，從而引發這種類似老花的情況。

尤其現代人手機不離身，加上疫情影響，改變了民眾生活型態，包括保持社交距離政策，居家上班、視訊會議與學習，3C使用時間拉長，導致老花眼年齡層逐漸下降。不少人到睡前都還在滑手機，起床後第一件事也是拿起手機看訊息。當眼睛無法得到適時的休息時，就已經在加速眼睛老化，提早老花眼的出現。

針對這一新趨勢，特別提醒患者注意用眼時間，每隔一段時間進行休息，有助於減緩這種「類老花」的症狀。我認為，隨著科技的不斷發展，我們需要更加重視眼睛健康，以應對這些新興的視力挑戰。

在這群年輕患者中，強調適當的用眼習慣，例如每隔一段時間休息一下眼睛，進行眼部按摩，調整用眼距離等。同時也建議他們戴適當的防藍光眼鏡，降低藍光對眼睛的刺激。這些簡單而有效的方法能夠幫助他們減輕用眼疲勞，降低老花的風險。

1.3 眼睛：惡化最快的文明病

在這個瞬息萬變的數位時代，我們的生活方式正經歷著根本性的轉變。從工作到休閒，現代人愈來愈依賴電子螢幕。而在我這個看似平靜的中醫診所中，一個乍看普通卻極具代表性的故事正在上演，這不僅是一個個體的故事，也是我們這個時代的寫照，文明科技愈進步，眼睛卻成了惡化最快的文明病。

何謂文明病？所謂的「文明病」，是指那些因現代生活方式而引起的健康問題，包括因長時間使用電子產品、不合理的飲食、缺乏運動等現代生活特徵而產生的疾病。這些病症在過去較少見，但在現代社會中卻日益尋常，例如心血管疾病、糖尿病、肥胖症，以及本書要探討的主角之一——與眼、耳相關的疾病。

與電子螢幕相處

我的病患蔡小姐是一名二十八歲的平面設計師，每天至少需要面對電腦工作八小時以上。工作之餘，她喜歡瀏覽抖音和其他短影音平台，這些平台的內容豐富且充滿吸引力，讓人幾乎無法自拔。蔡小姐的眼睛問題初起於兩年前，當時只是偶爾的眼睛乾澀和疲勞，但沒有引起她的重視。

隨著時間推移，蔡小姐發現自己的視力逐漸模糊，眼睛疲勞的情況愈來愈嚴重，連在看診時也手機不離身，邊等待邊刷著手機，這讓她的眼睛得不到任何休息。

當她來到我的診所時，她的眼睛明顯充血，黑眼圈也很嚴重。我對蔡小姐做了詳細的診斷，發現她除了有數位眼疲勞外，還出現了乾眼症的症狀，這是長時間面對螢幕而不做適當休息的直接後果。

治療蔡小姐的問題，我採用了多種中醫方法。首先，針對她的肝腎不足，我配製了含有枸杞、菊花、當歸和白芍的中藥湯，這些藥材能夠滋養肝腎，改善眼睛疲勞和乾澀。此外，我還推薦她進行每日的眼部按摩，特別是按摩睛明穴和太陽穴，以促進局部血液循環和緩解眼部疲勞。

更重要的是，我與蔡小姐進行了一次深入的生活方式諮詢，建議她每工作一小時後至少休息十分鐘，並減少不必要的手機使用時間；在日常生活中增加戶外活動，讓眼睛有機會遠眺，放鬆調節肌，這對預防和治療眼部疲勞非常有效。

科技進步了，身體卻更衰敗

蔡小姐的故事是無數現代人的縮影。隨著科技的發展，我們享受到了許多方便，但同時也付出了健康的代價。作為中醫師，我希望通過這些診間故事，提醒大家在享受科技成果的同時，不要忘了保護我們最寶貴的身體資本，並在這個快速的時代中尋找到一個健康和諧的平衡點。

作為一名長年行醫的中醫師，我在診間接待了無數因現代生活方式所帶來病症的患者。蔡小姐不過是其中之一，但她的故事尤其觸動了我，提醒我關於我們現代生活方式的深層問題。

每當我看到像蔡小姐這樣的年輕人，因為現代科技而來求診，心中就不免生出一種無奈與哀傷。這些年輕的面孔，應該是充滿活力和健康的，卻因為科技的無節制使用而提早感受到身體的衰敗。這種現象讓我深感文明進步的雙刃劍性質，科技改善了我們的生活，同時也悄悄奪走了人們的健康。

在我進行診斷和治療的過程中，我不僅是在對抗病症，更是在對抗這個時代的一種趨勢。我深知，僅僅是治療病人的症狀是不夠的，更重要的是要引導他們改變生活方式，這是一場艱難的戰鬥。

治療蔡小姐的過程中，當我看到她逐漸回復正常的眼睛功能，減少了手機的使用，並且開始重視休息和戶外活動時，我感到了一種職業上的滿足。這不僅僅是因為她的身體症狀得到了緩解，更重要的是她的生活方式有了改變，這對於預防未來的文明病至關重要。

看著蔡小姐重新獲得健康的同時，我的心情是複雜的。每一個病例都是對我的一種提醒，提醒我們這個時代的進步不應該以犧牲個人的健康為代價。作為一名中醫師，我希望能夠繼續教育和影響更多的人，讓他們瞭解到現代文明病的嚴重性，並通過改變生活方式來找到一個更健康的自己。每一次患者的康復不僅是對他們的一次治療，也是對我們這個社會的一次治療。

1.4 自我檢視一：你有這些「傷眼」的壞習慣嗎？

視力損害則與長時間盯著電子螢幕工作或娛樂有著直接關係。這不僅會增加眼睛疲勞，還會因為藍光的影響而加速眼部疾病的發展。同樣，不良的閱讀習慣，如光線不足或姿勢不當，也會對視力造成損害。此外，視力的健康也與個人的飲食、運動、睡眠品質和情緒狀態密切相關。

大家來檢視看看，下列這些壞習慣，你有沒有？

．**視力健康檢測表格（請勾選）**

□ 1 長時間使用電子產品，尤其是在黑暗中

□ 2 閱讀或使用手機時，姿勢不正確或距離過近

□ 3 缺少戶外活動，不經常接觸自然光

□ 4 飲食中缺少蔬菜、水果和含有 Omega-3 的食物
□ 5 睡眠不足或睡眠品質不佳
□ 6 經常在強烈日光下不戴太陽眼鏡
□ 7 使用不合適的照明，閱讀或工作時光線過強或過弱
□ 8 忽略定期的視力檢查
□ 9 經常使用過期或不潔的化妝品
□ 10 使用舊的或不適合的眼鏡或隱形眼鏡
□ 11 長時間在乾燥或有煙塵的環境中工作
□ 12 忽視眼部疲勞的警示，不休息眼睛
□ 13 不進行眼部鍛練或保健操
□ 14 忽略眼部乾澀或不適的症狀
□ 15 緊張或壓力過大，影響眼部健康
□ 16 不使用防藍光的眼鏡或螢幕保護膜

□ 17 在移動的車輛中閱讀或使用手機
□ 18 經常在風沙較大的環境中不戴眼鏡保護眼睛
□ 19 過度依賴眼藥水，忽略真正的眼部問題
□ 20 忽視配戴適當的防護眼鏡進行體育活動
□ 21 飲食中缺乏足夠的維生素D
□ 22 過度使用隱形眼鏡
□ 23 在有刺激性氣味的環境中不注意保護眼睛
□ 24 使用公共泳池後不清洗眼睛
□ 25 使用過於緊繃的頭帶或眼鏡
□ 26 看3D電影後不給眼睛足夠的休息
□ 27 忽略季節性過敏對眼睛的影響
□ 28 忽略眼睛不適的警訊
□ 29 忽略因年齡增長而應進行的視力輔助調整（調整眼鏡度數）

□ 30經常處於強光的環境，如舞臺表演、夜店等

若您在檢測表中勾選了十五項或以上，表示您的生活習慣可能對您的視力造成了不利影響。建議您進行相應的生活方式調整，並尋求專業醫療建議，以保護並改善您的視力健康。

人體中的聲音和平衡大師：耳朵

時代飛速地進步，而我們似乎忘記了耳朵的價值，這個微妙而複雜的器官，它不僅是我們與世界溝通的橋梁，更是維持我們生活平衡的關鍵。但隨著科技的發展，我們對耳朵的忽視與傷害卻在不知不覺中增加。今天，讓我們暫時放下繁忙的生活，靜下心來感受這位聲音和平衡的大師——我們的耳朵。

想一想，那些年輕時的歌曲，是如何通過耳朵觸動你的心靈；那些深夜的蟲鳴鳥叫，是如何透過耳朵帶你進入夢鄉。耳朵賦予我們「聽」的能力，讓我們能夠體驗到這世界的多彩多姿。每一個聲音，都像是一串串珍珠，串連成我們記憶中的鏈條。

但在這個時代，我們卻讓這些珍珠失去了光澤。噪音污染、長時間佩戴耳機聽高分貝的音樂，這些無心之舉，都在分分秒秒損傷著我們的耳朵。

在人體這座精妙絕倫的宮殿中，耳朵宛如一位默默無聞的大師，肩負著聲音的收集和身體平衡的重要使命。然而，在日常生活中，對於耳朵的重要性和它們的努力，我們往往習慣性地忽略了。

聽力下降代表什麼？

在中醫的古籍《黃帝內經》中，有這樣的記載：「腎開竅於耳」，這句話揭示了耳朵與腎臟之間深刻的內在聯繫。腎在中醫學中代表著人體的根本，它儲藏著我們的精氣和生命力。因此，耳朵的健康直接反映了我們內在精氣的充沛與否。當我們年輕時，耳朵敏銳，能夠捕捉到微弱的聲音；隨著年齡增長，耳朵的聽力逐漸下降，這也是腎精逐漸消耗的外在表現。

除了聽覺功能，耳朵在維持身體平衡方面也發揮著至關重要的作用。中醫認為，「風為百病之長」，耳朵是風的要道，風邪最易由耳入侵。耳朵的健康狀況可以影響人的頭部和身體的平衡感覺，從而影響到我們日常生活的各個方面。

不僅如此，耳朵還是維持我們身體平衡的重要器官。它的前庭系統，像是一位無聲的舞者，默默調節著我們的身體，使我們在這個瞬息萬變的世界中保持平衡。當我們跳舞、奔跑，甚至是簡單的行走，都是耳朵在幫助我們。

然而，在我們追求科技進步的同時，卻忽略了耳朵的這一重要功能。長時間的震動和噪音，不僅會影響聽力，更可能會對平衡系統造成損害。

作為一名中醫師，在臨床上常見許多因耳朵問題導致的症狀，如耳鳴、聽力下降，甚至是頭暈和失衡。這些問題往往不是獨立存在的，而是與整個身體的健康狀況緊密相連。我們通過調理腎臟、疏通經絡來治療這些症狀，同時也提醒患者要注意日常的耳朵保養。

面對這一切，我們需要重新審視自己與耳朵的關係。保護耳朵，不僅是自我保護的行為，更是對社會的責任。我們需要關注那些無聲的呼喚，開始減少噪音污染，適當控制我們使用耳機的時間和音量，並且鼓勵人們進行定期的聽力檢查。

同時，也需要教育公眾瞭解耳朵的重要性。在學校、工作場所，甚至在家庭中，都應該提倡保護耳朵的意識，共同創造一個更加友好的聽覺環境。

保護耳朵，從生活中的小細節做起。避免長時間處於噪音環境，使用耳機時控制音量，保持良好的作息，避免過度疲勞。此外，可以通過飲食調理來滋補腎精，如食用黑芝麻、核桃等食物。定期進行耳部按摩，如輕輕按摩耳輪、耳垂，也有助於促進耳部血液循環，增強聽力。

有句成語：「聽之以耳，觀之以心。」這不僅是對聽覺的描述，也是一種生活態度的提醒。我們應該用心去聆聽，不僅是外界的聲音，更有我們身體內部的聲音。耳朵雖小，但它們在身體中扮演著不可或缺的角色。讓我們給予耳朵應有的重視和護理，聆聽健康與和諧的聲音。

當我們在安靜的夜晚，聽著窗外細雨輕敲，或在晨光中聆聽鳥鳴，我們會突然意識到，這世界多麼需要我們的耳朵。它不僅是聲音的傳遞者，更是我們心靈的慰藉者。我們的耳朵，像一位智慧和耐心的老師，教會我們聆聽、理解和感受。

讓我們共同努力，保護這位聲音和平衡的大師。在這個嘈雜的世界中，讓我們學會更多的傾聽，不僅是聽見外界的聲音，更是聽見內心的聲音。這是一場漫長的旅程，但我們相信，通過共同努力，我們的耳朵將再次煥發光彩，成為我們與這個美好世界溝通的堅固橋梁。

讓我們不忘初心，珍惜自己的耳朵，讓它們在這個科技日新月異的時代中，仍然能夠聆聽到世界的美好與和諧。這是我們每個人的責任，也是我們對未來世代的承諾。讓耳朵成為我們愛與關懷的象徵，一起尋找那個失去的平衡點。

1.5 耳鳴與家庭的裂痕

我的好朋友是一位知名的升高中補習班老師，主科在數理，由於他的教課方式生動有趣，邏輯引導簡單清楚，加上豐富的知識和幽默的授課風格，是補教界裡的名師，深受學生喜愛。不過，來上門看診前，有個問題持續侵擾他的生活——耳鳴。

他回憶著發病的可能狀況，就是在每年考季開始，學生們開始全力衝刺，總復習班上課時；備課的壓力非常大，經常一忙就是一整天，吃飯跟休息時間都不正常。起初，他只是偶爾感到耳朵出現輕微的嗡嗡聲。但漸漸地，這聲音變得如此強烈，以至於他在授課時也難以集中注意力。

張先生的妻子，也是我的好朋友，她對丈夫的變化感到擔憂，因為他回到家時，說話的聲音變大，感覺像是在大吼大叫，叫人聽了很不舒服，還以為他在發脾氣。起初，她認為丈夫只是工作壓力過大，好幾次還勸他放輕鬆一些，結果都是不歡而散，一度還以為是男人的更年期到了。隨著時間推移，她意識到問題遠比她想像得嚴重。

就連他們十歲的女兒也感受到了家中的變化。爸爸以前總是會耐心聽她講學校的趣事，現在卻常常顯得心不在焉，或者說話不回應等等，女兒還問媽媽：為什麼爸爸變了？我做錯什麼了嗎？

甚至有一天晚上，張先生因為耳鳴而無法入睡，他的煩躁讓他對妻子發火。這是他們夫妻關係中前所未有的衝突。這次爭吵讓張先生意識到，他必須尋求幫助，不僅是為了自己，也是為了家庭的和諧。

因為耳朵常聽到不明的聲音，造成家人間彼此的誤會與隔閡，在一次感冒看診時，他問了醫生，自己一直聽見嗡嗡的聲音，這樣正常嗎？醫生才建議他，去大醫院進行一系列的檢查，包括聽力測試和耳部檢查——原來就是耳鳴。

醫生解釋說，耳鳴可能是由多種因素引起的，如長期暴露於噪音、耳部感染，甚至是壓力和焦慮；為了徹底解決，張先生尋求更多幫助，也嘗試中醫治療。

耳鳴者，腎氣也

在現代醫學中，耳鳴被認為是由於內耳的微小變化，如毛細胞的損傷所引起。這種損傷可能導致大腦接收到錯誤的信號，進而產生耳鳴。

耳鳴，也就是耳中的嗡嗡聲或其他噪音，可能有多種成因。包括：

(1) 聽力損失：隨著年齡增長或暴露於高分貝噪音下，可能導致聽力下降，從而引起耳鳴。

(2) 耳部疾病：如耳內感染、耳蠟堵塞等。

(3) 其他健康問題：如高血壓、貧血、甲狀腺疾病等也可能導致耳鳴。

而耳鳴在中醫理論中與肝腎的關聯密切，像是「肝腎虧損」和「氣血不足」。耳朵是腎的開竅，腎虛可能導致耳鳴。此外，肝氣鬱結也可能是導致耳鳴的因素之一。《黃帝內經》中提到，耳朵不僅是聽覺的器官，也與身體的整體健康狀況息息相關。「腎開竅於耳，耳鳴者，腎虛也。」這也說明了中醫對耳鳴與腎虛關聯的看法。

後來，張先生接受了一系列傳統的中醫治療方法，其中不僅包括了針灸——通過在身體特定穴位插入細針來調節體內的氣血流動，從而達到治療效果。對於耳鳴，中醫師會特別針對與腎和肝相關的穴位，如肝俞、腎俞和聽宮穴——和中藥，還包括了飲食調整、太極拳等生活方式的改變。

另外，根據張先生的體質和症狀，開出了一套中藥方。這套方子主要包括滋補腎陰的藥材，如熟地黃、山茱萸和枸杞子。這些藥材旨在強化腎功能，從而間接減緩耳鳴症狀。

除了針灸和中藥，也建議張先生調整飲食，如避免吃得太鹹，因為過多的鹽分會加重腎的負擔，並可能加劇耳鳴。同時，增加富含維生素C和鋅的食物，如新鮮水果和蔬菜，以促進整體健康。

同時，為了幫助張先生管理壓力，也要他練習太極拳。太極拳不僅能增強身體的柔韌性和力量，還能幫助放鬆心靈，減輕焦慮。這對於減緩由壓力引起的耳鳴是非常有幫助的。

經過幾個月的中醫治療，張先生發現他的耳鳴症狀有了顯著改善。更重要的是，他學會了如何更好地照顧自己的身體和心靈。他開始享受每天的太極拳時間，並對中藥和飲食的調整有了深刻的認識。

他的家庭生活也隨之改善。他與妻子和女兒的關係回復舊有的親密，家庭氛圍也重拾過去的和樂。通過這個案例，可以清楚知道中醫在治療耳鳴方面，是透過調和身心來達到健康的重要性。無論什麼樣的病症，無論是通過現代醫學還是傳統醫學，對個人和家庭生活的影響很大，因此尋求適當治療和支援是很重要的。瞭解耳鳴的成因和有效治療方法，對於提高生活品質至關重要。

1.6 敲鑼打鼓下的危機——聽力受損的隱憂

在台灣的宗教宮廟文化中，每年都會舉行豐富多彩的進香遶境活動，其中不乏敲鑼打鼓、舞龍舞獅，甚至是放鞭炮的熱鬧場面。這些傳統活動雖然充滿激情和文化意義，但在這歡慶的氛圍中，卻隱藏著一個被忽略的健康問題——聽力受損的風險。

通常大型的廟會活動後，耳鼻喉科診所突然間會有更多求診的民眾，他們普遍的問題是，耳朵突然聽不清楚了。主要因為在廟會中，熱鬧的敲鑼打鼓、爆竹聲和大型擴音系統的使用，常常使聲音的分貝，達到令人不適的水準。這些高分貝的噪音，特別是長時間或近距離地暴露之下，可能會對耳蝸內的毛細胞造成暫時性或永久性的損傷，從而導致聽力下降。

不僅是在這些傳統節慶，現代社會中的許多職業，如音樂家、夜店ＤＪ、廟會活動工作人員等，也長期處於高分貝的工作環境。這些職業背後隱藏著聽力受損的嚴重健康風險。

國外曾經報導過一位在音樂界頗有名氣的ＤＪ賽門・貝克（Simon Baker），他曾是著名俱樂部的駐場ＤＪ，並在世界各地舉辦派對，音樂作品也在知名唱片公司中發行。

不過，正當事業達到頂峰時，賽門・貝克卻發現長期暴露於高分貝的環境下，他的耳朵聽力受損嚴重，還併發耳鳴，逼不得已只好放棄十五年的ＤＪ工作。他在接受英國ＢＢＣ新聞的採訪時表示，如果可以重來，他絕對會選擇一種更為健康的方式來享受音樂。

根據二〇二二年的美國健康監測機構的相關研究報告指出，全球超過十四億年輕人，由於缺乏適當的聽力保護措施，可能會受到聽力損害，像是長時間暴露於過高的噪音水準，例如在夜店、音樂會或使用耳機聽高分貝音樂，這一數字令人震驚，凸顯了現代社會聽力保護的緊迫性。

像長期在高分貝環境工作的人群，如職業樂手、夜店ＤＪ或廟會的鑼鼓手，經常面臨高達九〇至一二〇分貝的聲音暴露。這樣的聲壓水準遠遠超過了日常安全標準，長時間暴露於八十五分貝以上的噪音是有害的，不僅可能導致暫時性的聽力下降，還可能引發永久性的聽力損害。

這一現象凸顯了在參與此類大型活動時對聽力保護的重要性。每回我只要知道病患要去參加音樂活動，或是廟會活動，我都一再提醒保護耳朵，應該佩戴耳塞以減少噪音對耳朵的影響，或保持適當的距離，避免長時間直接面對聲音源頭等，但總被他們打槍，還說，就是要大聲才嗨！問題是你可知道，你的耳朵正在受害中？

大家要記住，耳朵聽力的損害是不可逆的，也就是損害了，只會愈來愈糟，無法復原。從西醫的角度，聽力損害通常是由於耳蝸內毛細胞的損傷造成的。這些細胞對聲音振動非常敏感，是轉換聲波為神經信號的關鍵。長期的高分貝暴露會導致這些細胞受損，從而減少其傳導聲音的能力，最終可能導致聽力減退甚至永久性聽力損失。

積重難返的聽力受損

聽力是一種寶貴的感官能力，一旦受損，可能會對個人的生活品質造成重大影響。因此，無論是在參與傳統文化活動還是在日常工作中，我們都應該意識到保護聽力的重要性，並採取適當的預防措施來保護這一珍貴的資源。

在中醫學中，耳朵被視為與腎臟相關聯的器官。《黃帝內經》中提到：「腎開竅於耳，耳之所聞，入於腎。」這表明耳朵與腎的功能直接相關。腎在中醫理論中負責儲存精氣，是人體的原動力之一。因此，耳朵的健康狀況從某種程度上反映了腎氣的強弱。

在《聖濟總錄》中，有關於聽力下降和耳鳴的治療方法，特別強調了滋補腎氣的重要性。這本醫書也指出，腎虛是導致耳鳴和聽力下降的主要原因之一。

根據中醫的觀點，腎氣的虛弱會導致耳朵無法得到足夠的滋養，從而影響聽力。長期在噪音環境下工作，特別是那些職業性接觸高分貝音樂或噪音的人群，會使腎氣有所損耗，進而影響到耳朵。

在《本草綱目》中，對於治療聽力問題，有許多具體的草藥配方和建議。例如能滋補腎陰的藥物，像是山萸肉、枸杞子和熟地黃，被認為對改善耳朵的健康狀況特別有效。

此外，醫書《傷寒論》也提到，調和身體的陰陽平衡也對聽力有益。例如，當身體的火氣過旺，可能會導致耳鳴。在這種情況下，中醫會建議使用具有清熱作用的藥材，如黃芩和黃連，來調節體內的火氣。

除了藥物治療，中醫還強調通過飲食和生活方式的調整，可改善及保護聽力。這包括減少刺激性食物的攝入，增加富含維生素與礦物質的食物，以及避免過度勞累並保持充足的休息。

中醫對於聽力損害的治療不僅僅是針對症狀，而是一種全面的身體和心靈的調和。通過理解和應用這些古老的醫學智慧，我們可以更好地保護我們的聽力，尤其是那些職業上需要處於高噪音環境中的人們。

這種對健康的全面關注和平衡，讓中醫學在當今社會仍然具有深遠影響。因此，強化腎氣和促進整體身體健康，是保護聽力的重要策略。

【吳明珠小叮嚀】

1. 飲食調養：黑色食物如黑豆、黑芝麻等對腎臟有益，間接有助於保護聽力。此外，富含鋅和維生素的食物對耳朵健康也很好。
2. 耳部按摩：輕柔地按摩耳朵周圍的穴位，如聽宮穴、耳門穴等，可以幫助緩解耳朵的壓力，促進局部血液循環。
3. 遠離高音量環境：當參與高音量活動時，盡量保持適當距離，並考慮使用耳塞來減少對耳朵的直接傷害。
4. 足夠的休息和運動：充足的睡眠和規律的運動有助於身體整體健康，也能間接保護聽力。

1.7 自我檢視二：你有這些「損耳」的壞習慣嗎？

在現代社會中，由於科技的進步和生活方式的變化，人們面臨著聽力和視力下降的問題。從中醫的角度來看，這些問題不僅僅是由於外在環境的影響，更與個人的生活習慣、情緒狀態及身體健康狀況密切相關。

聽力損害的主要原因之一，長時間暴露於高分貝的噪音中，這不僅包括工作環境中的噪音，也包括耳機聽音樂時的音量控制不當。此外，缺乏適度運動會影響身體的氣血流通，尤其是對於耳朵的血液供應，進而影響聽力。飲食習慣也是一個重要因素，不良的飲食習慣會有礙身體內的營養吸收，對耳朵的健康造成影響。

若您在後面的檢測表中勾選了十五項（含）以上，表示您的生活習慣可能對您的聽力造成了不利影響。建議您進行相應的生活方式調整，並尋求專業醫療建議，以保護和改善您的聽力健康。

‧聽力健康檢測表格（請勾選）

□ 1 使用耳機長時間聽高分貝音樂
□ 2 經常處於高噪音環境，如工地或夜店
□ 3 缺乏定期運動，尤其是有助於改善血液循環的運動
□ 4 飲食中缺乏對耳朵有益的營養，如 Omega-3 脂肪酸
□ 5 經常熬夜，影響耳朵健康和身體免疫系統
□ 6 經常胡亂掏耳朵
□ 7 長時間未進行聽力檢查或忽視聽力下降的跡象
□ 8 不正確使用棉花棒清潔耳朵，導致耳垢堵塞
□ 9 頻繁搭乘飛機或在氣壓變化大的環境中工作
□ 10 使用聽力保護裝置不當，如耳塞或防噪耳機
□ 11 忽略耳朵進水或感染的症狀

□ 12 長時間使用助聽器而不進行適當的維護
□ 13 在寒冷環境中不保護耳朵
□ 14 過度使用耳機通話，特別是單邊耳機
□ 15 忽視耳鳴或其他耳部不適的警告信號
□ 16 經常使用耳機於嘈雜環境中通話
□ 17 缺乏足夠的維生素和礦物質攝入，對耳朵健康不利
□ 18 在有風的環境中長時間露耳
□ 19 忽略定期清潔和更換耳機或耳塞
□ 20 進行噪音較大的活動時，未使用適當的聽力保護措施
□ 21 經常參與水上活動而不使用耳塞
□ 22 忽略耳朵保暖，特別是在冬季
□ 23 使用過於陳舊或損壞的聽力輔助設備
□ 24 過度清潔耳朵，破壞耳道自然防護

□ 25 長時間在露天活動未防曬或保護耳朵
□ 26 在潮濕環境中不適當保護耳朵
□ 27 忽略職業健康安全指南，特別是在需要聽力保護的工作中
□ 28 忽視耳朵按摩和保養
□ 29 在感冒或鼻塞時用力擤鼻涕，導致耳壓不平衡
□ 30 忽略使用耳罩或帽子保護耳朵免受寒冷侵害

1.8 眼、耳，與其他文明病的關係

在這個高速運轉的世界，現代人的生活方式遠離了自然的節奏：加工的精緻食品、高糖高鹽，忙碌的工作讓運動成為奢侈品，這一切逐漸醞釀成了所謂的文明病。糖尿病、高血壓乃至於需要長期洗腎的腎病，都是這些生活方式的後果。在中醫的眼中，這些不僅是單一器官的疾病，更是整個生命能量系統的失衡。

糖尿病 vs 眼與耳

糖尿病是一種影響全身的代謝疾病，長期的高血糖狀態會對血管造成嚴重損害，這包括影響眼底的微血管和耳朵內的血管。從中醫的角度看，糖尿病與「肝火旺」、「腎陰虛」有著直接的關聯。糖尿病引起的視網膜病變和青光眼等視力問題，反映了肝血的不足和肝陽上亢。同時，耳鳴和聽力下降則是腎精不足的外在表現。

高血壓 vs 眼與耳

長期高血壓會對身體的微血管系統造成壓力，包括眼底的微血管和內耳的血流。這可能導致視力問題如視網膜病變和眼底出血，以及耳鳴或平衡失調。中醫認為，高血壓相關的這些症狀與「肝陽上亢」及「腎精虧損」有關，肝陽上亢導致頭目眩暈，腎精虧損則影響到耳朵的聽力功能。

自身免疫性疾病 vs 眼與耳

自身免疫性疾病如紅斑狼瘡和多發性硬化症等，由於身體免疫系統攻擊自身組織，常見的後遺症包括視力和聽力問題。這些疾病可能影響到視神經和內耳，造成視力模糊或聽力下降。中醫中這與「肝腎不足」和「血瘀阻塞」有關，肝腎虧損影響到眼睛和耳朵的正常功能，血瘀則阻礙了正常的血液循環。

糖尿病、高血壓與洗腎等，這些病症不僅攫取了人們的健康，也逐漸侵蝕我們的感官——視力與聽力。糖尿病患者往往面臨著視網膜病變的風險，這是因為高血糖破壞眼內微血管，進而影響視力。

同樣，高血壓對耳朵的微血管也可能造成損害，引起聽力下降或是耳鳴。至於需要洗腎的患者，由於腎功能不全，必須依靠機器來清淨血液，這不僅是身體的負擔，也對日常飲食帶來極大的限制。

洗腎患者不能隨意飲食，必須嚴格控制鉀、磷的攝入，並且限制液體。對於熱愛美食的人來說，這無疑是一種折磨。在中醫的理念中，飲食是滋養生命的基石，當這基石受到限制，如何調整成了一門大學問。

情志的調養

面對這些現代文明病，中醫不僅提供了藥物治療，更強調飲食與生活方式的整體調整。對於洗腎患者，中醫師可能會推薦低鉀、低磷而富含高質量蛋白質的飲食，如精選的白肉和適量的豆製品，同時選用可以支援腎功能的草藥，如山藥和茯苓，這些都是旨在緩解腎負擔、增強體質的食材。

除此之外，中醫更加重視情志的調養。在這個快節奏的社會，心理壓力往往加重了病症的負擔。通過冥想、太極或是簡單的散步，不僅可以提升身體健康，也是對心靈的一種滋養。

看到這些由於現代生活方式引發的疾病，不禁讓人感嘆，健康的生活似乎離我們愈來愈遠。然而，這也是對現代人的一種警醒，提醒我們回歸生活的本質，尋找那個失衡的點，透過飲食、運動和心靈的調養，重新找回身體的和諧與健康。

在中醫的智慧引導下，或許我們可以從這些文明病的泥沼中慢慢抽身，重拾健康與活力，並將這份智慧傳承下去，讓更多人受益。這不僅是一場身體的療癒之旅，更是心靈歸宿的尋找，讓每一步都走得更穩，每一天都活得更好。

1.9 《小王子》裡的眼睛和耳朵

作為一位中醫師，我深信，通過耳朵和眼睛，我們能夠進入病人的內心世界。正如《小王子》中所描述的，最重要的東西，往往是肉眼看不見的。通過這種深入的聆聽和觀察，我們不僅能夠治療身體的疾病，還能夠撫慰人們的心靈，帶給他們平衡與和諧。

在一個陽光明媚的早晨，一位病人走進我的診所。他的步伐緩慢，眼神顯得有些迷茫。我會注意到他的眼角微微下垂，這通常是疲勞和壓力的跡象。《小王子》中說：「眼睛是心靈的窗戶。」我相信，通過觀察病人的眼神，我可以窺探到他們內心的世界。

我請他坐下，開始仔細聆聽他的陳述。他的聲音有些沙啞，這不僅是身體疲憊的跡象，也反映了他內心的焦慮。在《小王子》中，那個迷失的小王子在沙漠中尋找著生命的意義，而我面前的這位病人，也在尋找著身心健康的答案。

我用我的耳朵聆聽他的故事，用我的眼睛觀察他的非語言訊息。我注意到他談話時經常摸耳朵，這讓我意識到他可能有耳鳴或其他耳部問題。耳朵不僅是聽覺的器官，它們也是我們與外界溝通的重要途徑。當耳朵出現問題時，人的情緒和心理狀態也會受到影響。

不光是看與聽：要看進去、聽進去

中醫認為，身體的各個部分都是相互連接的。耳朵的健康狀況與腎的健康密切相關，而腎又與我們的恐懼和壓力有關。正如《小王子》中小王子和狐狸的對話，透過細心的觀察和傾聽，我們能更深入地理解人的內心世界。

在與病人的深入交談之後，我為他開出了一些中藥，主要是用於滋補腎氣和舒緩壓力。同時，我也建議他進行一些針灸治療，特別是針對耳朵周圍的穴位，以改善其聽力問題。

我還建議他每天花一些時間進行冥想和深呼吸等練習，幫助放鬆身心。正如《小王子》中的玫瑰花，需要時間和耐心來培養，我們的身心健康也需要時間來滋養和修復。

隨著時間的推移，我注意到病人的狀態有了明顯的改善。他的步伐變得輕快起來，眼神中也重新閃爍著希望的光芒。他告訴我，他的耳鳴問題有所緩解，而且他開始感覺到身心上的平衡和諧。

在這趟由《小王子》啟發的旅程中，你們是不是看到了中醫師如何通過耳朵和眼睛去理解和治療病人的身心疾病？這不僅是一種醫學的實踐，更是一種心靈與情感的交流和理解。

如同中醫的「望聞問切」診斷方法，與《小王子》中的主題有著深刻的相似之處，在《小王子》中，重要的不僅是看到的事物，還包括背後的意義和情感。同樣地，中醫通過望──先觀察病人的外觀，聞──聽取病人的聲音和氣味、問──詢問病人的症狀和生活習慣、切──摸脈和觸診，來全面瞭解病人的狀態。這種診斷方式不僅關注病人的身體症狀，更能深入探討他們的情感和心靈狀態，從而提供更全面的治療。

總體而言，眼睛和耳朵在《小王子》中不僅是身體感官，更在深化對於人性和生命意義的探索之道。

1.10 從「眼」與「耳」窺見身體健康之謎

我經常提醒我的病人，身體是一個系統，各個部分相互聯繫，相互影響。特別是眼睛和耳朵，這兩個感官器官不僅是我們感知世界的視窗，也是反映內在健康狀態的鏡子。以下是我根據中醫理論和臨床經驗整理的一些觀點，以及兩個病例，說明如何通過觀察眼睛和耳朵來洞察身體的內在問題。

在中醫的深邃哲學中，眼睛是一扇窗，透過它不僅能看見世界的繽紛，更能洞悉體內肝腎的微妙平衡。它們是靈魂的映照，也是身體健康的標誌。如同清晨的露水反射著初升的陽光，我們的眼睛反射出身體的內在狀態。

疾病與眼睛

當糖尿病的陰影悄悄侵襲，視網膜如被糖漬的花朵，漸漸失去了生機，這是肝火和腎虧共舞的結果。血糖如同失控的野馬，猛烈沖刷著微小的血管，帶來的不僅是視力的模糊，也是靈魂視窗的蒙塵。

高血壓將血液推得太遠太快，眼底如同被怒濤拍打的海岸，不堪其擾。中醫以肝陽上亢解釋這一切，高揚的肝陽如同暴風雨中的帆船，難以掌控方向，讓眼睛在風暴中迷失。

乾眼症在中醫中看作是肝血虧損的警告，如同沙漠中的綠洲逐漸乾涸，缺乏滋潤的淚水不能潤澤眼睛，只留下沙粒般的刺痛和空洞的疼痛。

白內障則是時間的積累，當腎精不足，晶狀體的清澈讓歲月蒙上灰塵。如老屋的窗戶，塵埃覆蓋了曾經的透明，只留下朦朧的光影交織。

治癒與調和

中醫對這些眼病的治療不僅是對症之藥，更是一場心靈和身體的調和旅程。從飲食到生活方式的點滴調整，從心情的緩解到睡眠的優化，每一步都是自我照顧的實踐。滋養肝腎，疏導肝氣，每一味中藥都帶著自然的力量，悄悄修復，悄悄調和。

透過這些方法，我們不僅在治療眼睛，更在學習如何與自己和解，如何在快速變化的世界中保持內在的平靜與清明。眼睛的每一次閃亮，都是健康回歸的希望，都是生活質量提升的證明。

在這條道路上，讓我們帶著敬畏與感激，學習從每一次眼睛的訴說中聆聽生命的聲音，讓這扇靈魂之窗，永遠清晰，永遠明亮。

聽力與腎虛

在中醫的古老智慧中，耳朵不僅是聽覺的器官，它更是一面鏡子，映照著腎氣的盈虧。腎與耳朵有著不解之緣，腎開竅於耳，腎的健康直接影響到耳朵的功能。當腎精充沛，耳朵聽力敏銳，能捕捉到自然界最微妙的聲響；當腎精不足，耳中的聲音便開始模糊，或伴隨著那不速之客——耳鳴。

長期的聽力衰退，或是突然間的耳鳴，常常讓人感到無助與煩躁。這些症狀在中醫看來，多與腎虛有關。腎虛不僅意味著體內精氣的流失，更是生命力的衰退。治療這些問題，中醫會推薦使用滋腎益精的草藥，如何首烏和枸杞，它們像是夜空中的明燈，照亮並溫暖著腎氣的寒冷，逐漸恢復耳朵的聽力與平衡。

心血管健康與耳鳴

節奏性的耳鳴有時伴隨著心跳，這可能是心血管問題的警報。在這種情況下，中醫認為是心腎不交——心與腎的功能失衡。治療這種症狀，不僅是要滋養腎氣，還需調和心腎，恢復二者的平衡。這種治療不僅涉及藥物，更包括調整飲食、改善生活習慣和加強情緒管理。

這種耳朵與腎氣之間的微妙聯繫，提醒著我們，每一個身體部位都不是孤立存在，它們相互依存，共同織就健康的網絡。當我們在保護耳朵的同時，也是在滋養生命的根源——腎。這不僅是一場治療的旅程，更是一次深入瞭解自身的過程，學習如何在生活中實現內外的和諧與平衡。

在這個迅速變化的世界裡，讓我們不忘回顧那些傳統智慧的光芒，它們能指引我們穿越困境，發現健康與和諧的道路。透過對耳朵——這腎氣的反映鏡的照顧，我們同時照顧著自己的整體健康。

我的病患李先生，五十八歲，患有糖尿病多年，來診所是因為視力模糊且逐漸加重。經檢查發現，他的眼底出現了明顯的微血管病變。在中醫治療上，除了調整他的降糖方案，我還為他配製了一個滋養肝腎、清熱解毒的草藥方，包括龍膽草、丹參、枸杞和菊花。建議他改變飲食習慣，多食用綠葉蔬菜和全穀類食物，減少糖分和脂肪的攝入。

另外一位病患張女士，四十五歲，主訴持續性耳鳴及偶爾頭暈。進一步詢問得知她近期工作壓力大，晚上睡眠品質不佳。在中醫的診斷下，認為是腎虛導致的耳鳴和頭暈。我為她開了一個滋腎安神的方子，包括酸棗仁、茯神、枸杞子和黑芝麻，並建議她減少咖啡因的攝入，增加休息時間，並進行適當的腎經按摩以改善症狀。

觀察眼睛和耳朵的狀態可以提供有關個體整體健康的重要資訊。透過這些感官器官，不僅能夠診斷出具體的病症，還能夠深入理解病因和調整治療方案。這種整體性的診療方法使中醫在現代健康管理中具有獨特而重要的地位。通過調整生活方式和合理用藥，我們可以有效地預防及治療由現代生活方式引起的多種健康問題，讓生活回歸自然與和諧的狀態。

第 2 章

中醫的眼睛方

眼睛，這個看似小小的器官，實則蘊藏著令人嘆為觀止的複雜性。它不僅是我們與外界溝通的視窗，更是一個精密無比的生物相機，眼睛的結構和功能之複雜，令人驚嘆。它既是我們感知世界的主要方式，還承擔著許多其他重要的生理功能。

眼睛，可以說是我們與世界建立聯繫的主要視窗。它們不僅僅是用來看東西的，更是理解和感受這個世界的重要工具。每當我們看見美麗的風景、親人的笑臉，甚至是閱讀文字，都是眼睛在默默地工作。

我喜歡稱它為「靈魂的攝影師」，現在，就讓我們一起揭開眼睛的神祕面紗，探索它的奧祕，真正認識這位「靈魂的攝影師」。

2.1 老先生幸福的泉源

在診間裡，我遇過無數令人難忘的眼睛故事。有一次，一位老先生來到我的診間，他的視力因年紀增長而變得模糊不清。他告訴我，他最掛念的，是看不清孫子臉上的細微表情。在他訴說時，臉上充滿著擔憂與難過，「努力地活到現在，努力地讓自己健康，就是想要看著孫子的笑容與臉龐，如今，眼睛模糊了，彷彿一切都白費了！」邊說，他那帶著黃的眼睛卻紅了起來，眼眶也被淚水充滿了。

在中醫的視角下，眼睛不僅僅是視覺的器官，它們與我們的肝脈相連，反映出我們內在的健康狀態，也訴說出他心靈的狀況。正因為擔心看不清孫子的臉，老先生悶悶不樂，難過加煩躁，肝火上升，愈想愈氣，也就愈傷眼睛。在我問診後，透過調整他的飲食，加上適當的針灸治療，老先生的視力有了顯著改善。幾周後，他激動地告訴我，他能再次清楚地看到孫子臉上的每一個笑容，當時看到老先生的笑，簡直比中樂透還要開心。笑中透著幸福與滿足，原來眼睛可以讓人得到幸福。

我們的身體像是充滿奧祕的宇宙，每一塊肌膚、每一個器官，都各有其神祕與價值，宛如繁星中最璀璨的存在。在探索這個宇宙時，我們經常會提到那個掌控思維與行為的偉大指揮官——大腦。然而，你可曾想過，位居這個宇宙複雜性第二位的，是誰呢？讓我帶你認識這位隱藏在人類故事裡的英雄——眼睛。

光與影的接收者

在西方醫學裡，眼睛是被冠以「靈魂之窗」的稱號，它們不僅是我們感受世界之光的通道，更是我們與外界交流的橋梁，以其獨特之處，立於人體之巔峰。

想像一下，透過這對神奇的眼睛，我們得以看見萬花筒般的世界，體驗從閱讀知識到欣賞大自然的美好，這一切都離不開我們的眼睛。它們就像是一台隨身攝影機，記錄著生活的點點滴滴。

從西方醫學的角度來看，眼睛的構造是極其複雜與精細的。由角膜、晶狀體、瞳孔、視網膜等多個部分組成，每一部分都扮演著獨特的角色，共同完成讓我們清晰看見這個世界的任務。

眼睛的造型，猶如一顆完美無瑕的球體，其表面覆蓋著透明的角膜，好比相機鏡頭，協助我們聚焦。光線穿過角膜，接著遇到了眼睛的守門員——虹膜，它像相機的光圈，調節著光線的量。你是否留意到，在光亮的地方你的瞳孔會縮小，在昏暗的地方則會擴大？這就是虹膜的奇妙之處。

在這個光與影的舞蹈中，我們的眼睛靈動如舞者，隨時調整，捕捉不同的畫面。眼睛背後的視網膜，則如同相機的底片，負責接收圖像。視網膜上密布的視桿細胞和視錐細胞，在不同光線下發揮作用，讓我們在任何光線條件下，都能清晰地看見這個世界。

視網膜，眼睛的內層，滿布著將光轉化為神經信號的光感受器，再通過視神經傳遞至大腦，完成「看見」的神奇過程。眼睛還有一位不可或缺的夥伴——水晶體，像相機的變焦鏡頭，調節著我們對近處或遠處物體的聚焦。隨著年齡增長，水晶體可能變得不再靈活，導致我們需要依靠讀書眼鏡來看清楚。

不僅如此，眼睛擁有超過二百萬個工作部件，每小時能處理約三萬六千位元的資訊，這種複雜性賦予了它們辨識許多顏色，並在各種光線下保持視覺清晰的能力。

透過這些驚人的部件，我們的眼睛不僅捕捉到五彩斑斕的世界，還能感知深度、距離和運動。它們是我們理解世界的重要工具，使我們能夠閱讀、欣賞藝術，感受親人的笑容。

健康的反映鏡

眼睛不僅是感官的奇蹟，也是健康的反映鏡。許多全身性疾病，如糖尿病或高血壓，都會在眼睛中留下痕跡。通過檢查眼睛，醫生能夠發現一些潛在的健康問題。

此外，眼睛還擁有調節光線感知的神奇能力，在強光下減少光線進入，保護視網膜；在昏暗中接收更多光線，使我們夜間仍能看見。這種自適應調節，讓眼睛成為一個極其靈敏且適應性強的器官。

眼睛同時也是我們學習與理解世界的主要工具，承載著百分之八十的學習內容。透過視覺，我們吸收大量資訊，無論是閱讀還是觀察周遭，我們都依賴眼睛。

在人際交往中，眼睛更是傳達情感和溝通的重要媒介。一個簡單的眼神交流，往往比千言萬語更有力量。不僅僅是用來視物，更是我們表達情感和與人溝通的工具。一個簡單的眼神交流，有時候比說上一千句話還來得有力。

當然，我們不能忘記，眼睛還擁有一個令人讚嘆的自我保護系統。每當外界的灰塵或細微顆粒試圖侵犯這個精密的機械時，眼睛就會迅速閉合，就像一位勇敢的守護者，保護著我們脆弱的視覺世界。而眼淚，不僅僅是情感的表達，它們還擔負著潤滑和清潔眼球的重任，守護著我們的眼睛免受細菌和塵埃的侵害。

總而言之，在西醫學中，眼睛不僅是感官器官，更是我們與世界互動的重要途徑。它所發揮的功能，不只是看這個世界，有時它們對於我們的生活品質有著深遠的影響，像是喜極而泣，流下感動的眼淚，甚至很累時打哈欠時，也會流下疲勞的淚水，提醒主人該休息。

因此，保護好眼睛，保持眼睛的健康，對任何人來說都是至關重要的。總而言之，眼睛的複雜性和重要性不容忽視。它不僅是我們與世界接觸的主要方式，也是我們身體中最複雜的器官之一。我們應該好好照顧我們的眼睛，讓它們能夠繼續為我們提供寶貴的視覺資訊。

2.2 現代人最操勞卻也最不照顧的器官

眼睛，這個我們每日以之觀看世界的器官，卻鮮少成為我們關照的對象。在我的診間裡，我見證了眼睛的力量和脆弱，以及它對於生活品質的深刻影響。

在中醫師的生涯中，我見證了許多病患與他們的故事。其中，有一類故事總是讓我感到特別的心疼與無奈——那就是現代人因為工作壓力和生活習慣，忽視了對眼睛的關愛，直到問題浮現，才意識到視力的寶貴。

這位年輕的軟體工程師，是這些故事中的一個。他的眼睛承載了太多的辛勞和壓力，但在追求職業成功的路上，他卻忽略了眼睛的呼喚。當他終於坐在我的診間裡，抱怨眼睛的疲勞和視力下降時，我在他的眼中看到了不僅是疲憊，更有深深的迷茫和無助。

我心疼地想，這樣的年輕人，他們賺得了很多錢，卻可能因為忽視了健康，尤其是眼睛的健康，而無法享受生活中的美好。金錢固然重要，但如果沒有健康的身體和清晰的視力，那又如何能夠真正體會到生活的豐富和世界的美好呢？

在這一刻，我深深感受到了現代社會的矛盾與挑戰。我們享受著科技進步帶來的便利及效率，但同時也面臨著由此帶來的健康風險；我們追求職業的成功和經濟的自由，卻往往在這條路上犧牲了最應該珍惜的健康與時間。

對於我來說，這不僅是一次醫患之間的交流，更是一次靈魂的觸碰。我希望通過我的專業和關懷，能夠讓他和更多像他一樣的現代人意識到，健康才是最大的財富，而眼睛，這個我們用來觀察世界的視窗，更應該獲得我們最崇高的尊重和細心照顧。

當他離開診間的時候，我在他身後默默地祈禱，希望他能夠找到一種更加平衡的生活方式，不僅是為了他的眼睛，也是為了他的整體健康和未來的幸福。而對於我自己，也再次提醒著，作為一名中醫師，在治療疾病的同時，更重要的是教育和提醒每一位病患，如何在這個快速變化的時代中，找到屬於自己的健康之道。

在中醫的世界裡，眼睛不僅是視覺的器官，更是身體內部狀態的反映。當我們從西醫的角度探索眼睛的結構和功能時，我們見到了它的物理層面——如何接收及處理光線以形成視覺。但從中醫的角度來看，眼睛的健康狀況也與人體的氣血、陰陽平衡以及五臟六腑的健康狀況密切相關。

例如，中醫認為眼睛是「肝」的外在表現。肝開竅於目，意味著肝的功能狀態直接影響到眼睛的健康。如果肝氣不暢或肝血不足，可能會導致視力模糊、眼乾或其他眼部問題。因此，當西醫從生理和解剖學角度對眼睛進行治療時，中醫則會尋求通過調節肝的功能來改善視力問題。

再來，西醫談到如何透過調節水晶體和瞳孔大小來聚焦光線，中醫則可能會探討如何通過增強腎精來滋養眼睛。在中醫理論中，「腎藏精」，精氣是形成身體各種基本物質和功能的根本，而眼睛能夠看見物體，也需要精氣的滋養。這就是為什麼在面對眼睛疲勞或其他問題時，中醫會推薦一些能夠滋補腎精的食物和草藥。

當西醫強調視網膜的重要性——這是光線轉化為神經信號的地方，中醫則會強調保護「肝血」以滋養視網膜。視網膜的健康，依賴於充足的肝血供應，肝血不足可能導致夜盲症或視力退化。

此外，當我們考慮到眼睛的保護和維護，中醫也提供了一系列的生活和飲食建議，以促進眼睛和全身的健康。比如，透過適量食用富含維生素A的食物如胡蘿蔔、菠菜等來保護眼睛，定期進行眼保健操以促進眼部血液循環，以及避免過度使用眼睛，保證充足睡眠以支援眼睛的自我修復。

透過這種跨學科的視角，我們不僅能夠從物理和生物學的層面瞭解眼睛，也能夠從整體健康和生活方式的角度來維護我們的視力。無論是西醫還是中醫，目的都是為了保護這扇窗戶，讓我們能夠清晰地看見這個美麗的世界。

2.3 你看過自己的眼睛嗎？

回想起我學習醫理之時，教授特別強調：「我們常常用眼睛看世界，卻很少用眼睛看自己的眼睛，就連結構、功能都搞不清楚，這麼重要的器官，怎麼能不瞭解它們呢？」那時的我，對於這個問題的重要性還未能完全理解，直到開始實際接觸病患，見證了現代人對眼睛的忽視，以及由此帶來的各種問題，才深切感受到這個問題的份量。

教授也曾經說過，眼睛不僅僅是一個獨立的器官系統，它更是我們與這個繽紛世界連接的重要視窗。想像一下，如果沒有眼睛，我們將無法欣賞蔚藍的天空、繁星點點的夜空，或是親人的溫暖微笑。這個小小的器官，承載著如此重要的功能，卻常常被我們忽視。當我回想起這些話時，心中不免生出一絲悲涼。

而經常有一個令我心疼的畫面湧現。那天，一對父母帶著孩子來到診間，小孩戴著一副厚厚的眼鏡，眼鏡後的眼睛看起來有些無辜又迷茫。從他們走進診間的那一刻起，我就能感受到父母深切的擔憂與無奈。他們告訴我，小孩的近視度數在短短幾年間迅速增加，儘管試圖控制，但情況似乎愈來愈嚴重。

小孩卻似乎不太明白大人們為什麼這麼著急。他好奇地四處張望，偶爾問這問那，顯然對自己的視力問題並沒有太多概念。他只是知道，沒有眼鏡他就看不清楚，但為什麼會這樣，他不懂。而這正是許多現代孩子面臨的問題——他們在不知不覺中成了近視的小受害者，卻往往不明白發生了什麼。

當下這對父母只關心小孩的視力，而小孩卻不明白眼睛怎麼了，他們甚至連眼睛的構造與功能全都搞不清楚，又怎麼能夠保護眼睛呢？後來，每一次針對眼睛前來看診的病患們，我的第一句話都會問：「你看過自己眼睛嗎？」想要保護眼睛，那麼就該去瞭解它！

作為一名中醫師，我時常提醒我的病人，眼睛不僅是靈魂之窗，也是身體健康的鏡子。從中醫的角度來看，眼睛的結構和功能與人體的內臟、經絡密切相關。

首先，眼睛的最外層是結膜和鞏膜。結膜像是眼睛的保護罩，它幫助抵抗外來的細菌和灰塵，保持眼睛的清潔。而鞏膜，我們通常稱之為眼白，它提供給眼球堅固的保護，並支撐內部結構。

角膜，這是一片透明的組織，負責聚焦進入眼睛的光線。在中醫學中，角膜的健康被認為與肝的功能有關，因為「肝開竅於目」，肝的精血能滋養眼睛，讓視覺清晰。

接著是虹膜和瞳孔，它們控制著進入眼睛的光線量。在我的理解中，虹膜的狀態反映了人體的精、氣、神。當一個人精神充沛時，他的眼睛會閃閃發光，顯得特別有神。

眼睛內部的水晶體，則負責進一步調整光線的聚焦。隨著年齡增長，水晶體可能會變得不那麼靈活，這是導致老花的原因。在中醫看來，這與腎精不足有關，因為腎與生長發育、生殖及骨髓（包括眼睛的水晶體）的健康都有密切關係。

視網膜位於眼球的最內層，它含有數以萬計的感光細胞，負責將光線轉化為神經信號，再通過視神經傳遞到大腦。這一過程讓我們能夠看到這個豐富多彩的世界。在中醫學中，視網膜的健康與肝血密切相關，肝血充足可以保證眼睛的正常視覺功能。

我們不可忽視的是眼睛周圍的肌肉和眼瞼，它們不僅保護眼球免受物理損傷，還幫助分泌淚液，保持眼睛的濕潤。

眼睛健康的根本

除了眼睛的構造外，它的奇妙機能才是叫人嘆為觀止的最大原因。首先，當我們看東西的時候，眼睛實際上是在接收光線，並將這些光線轉換成電子脈衝。這些脈衝隨後被傳送到大腦，經大腦的處理後，形成我們所看到的影像。這個過程，就像是我們拍照，然後用手機或電腦來查看照片一樣，只不過我們的眼睛和大腦是天然最先進的相機和電腦。

再來談談眼睛的移動。我們的眼球並不是靜止不動的，它們能夠上下左右地移動，這全賴於六條所謂的「眼外肌」。這六條肌肉就像是眼球的導航員，讓我們的視線可以隨意移動，並且與頭部的運動協調，讓我們能夠自如地觀察四周的世界。

而每當我們眨眼的時候，不僅僅是在閉上再張開眼睛那麼簡單。這個動作讓淚腺分泌出含有鹽分的淚水，自然地潤濕了整個眼球表面，保持眼睛的清潔與濕潤。這就像是給眼睛做了一次迅速的清潔和保養。

談到哭泣，許多人可能覺得這是悲傷或喜悅的情感表達，但其實，哭泣對眼睛來說也是一種保護機制。當我們因為情緒而流淚時，這些眼淚能幫助我們排除體內的毒素和廢物，同時保護眼睛免受外界刺激。

最後，眼睛被巧妙地設計，嵌入在頭骨中，這給了眼睛最大的物理保護。而眼睫毛、眼皮和眉毛則像是眼睛的天然屏障，防止灰塵和汗水直接進入眼睛，保護我們的眼睛免受傷害。

透過這樣的解釋，我希望讓大家都能意識到，我們的眼睛是多麼地奇妙和脆弱。我們應該好好照顧它們，因為它們讓我們能夠看到這個世界，感受生活的每一份美好。所以，請好好看著自己的眼睛，給予它們應有的關愛和保護。

在我的日常診療中，我經常提醒病人，保護眼睛不僅僅是避免視力損失那麼簡單，它更是維護整體健康的重要一環。通過調和內臟功能，疏通經絡，平衡陰陽，我們可以從根本上促進眼睛的健康。所以，好好看著自己的眼睛，給予它們應有的關愛和照護，是每一個人都應該做到的。

視力的單位

視力有單位嗎？大家還記得從小到大，甚至在做身體健康檢查，以及到眼鏡公司配鏡時，都會去做的視力檢測：用手蓋住一隻眼睛，再用另一隻眼，看著前方遠遠距離的燈箱，上面的字母C或是E的缺口朝向，用手去比出方向，或者有時候，燈箱上面是英文字母或是數字。

只要你是土生土長的台灣孩子，一定都有過這樣的經驗，因為這是學校每學期裡必做的檢查功課，我記得小時候大家會互相比，看誰眼力好，所以就算看不清楚，也要硬擠眼珠子看清楚，或者就亂比一通，常常都是有近視變成遠視，視力正常的變成大近視……孩子嘛，怎麼會知道視力檢查的重要性，攸關著眼睛的健康。

像這樣的測量，是西醫最愛用的方式，這種測量方法用的是視力值，比如你經常聽到的20／20視力。這個數字其實就是說，在二十英尺遠的地方，你能看到正常視力應該看到的細節。如果你的視力是20／40，意味著你只能在二十英尺的地方看到正常視力者能在四十英尺處看到的細節。聽起來是不是有點繞圈圈？但這其實就是衡量我們能看多清楚的一種方式。

再來，如果你的視力不夠好，可能就會被告知你有近視、遠視，或者是散光。這些都是眼睛折射光線的問題，導致看東西不清楚。西醫會用度數來描述這個問題有多嚴重，就像你眼鏡上的度數那樣。

散光，是眼睛表面不夠平整，讓光線不能均勻聚焦在視網膜上。這個問題的描述會用到兩個數字，一個是散光度數，另一個是軸位，就是說散光影響的角度。

這些單位和數值幫助眼科醫生準確評估和描述一個人的視力狀態，並制定適合的矯正方案，如配戴眼鏡或隱形眼鏡，甚至是進行屈光手術。但你知道嗎，雖然這些都是測量和描述視力的方式，但它們也都無法完全表達眼睛的奇妙。眼睛讓我們看到這個繽紛世界，感受到每一個動人的瞬間，無論是孩子們對這個世界的好奇眼神，還是老人眼中的智慧光芒，都是那麼珍貴。

相比之下，中醫對視力的評判更注重整體觀察和身體其他部分的相關性。中醫認為視力問題不僅僅出自眼睛本身，而是與整個身體的健康狀態有關。以「肝開竅於目」為例，表示肝的健康狀態直接影響視力；腎精不足也會影響到眼睛的健康，因為在中醫理論中「腎藏精」，精氣對眼睛的滋養至關重要。因此，中醫在評估視力問題時，會考慮到整體身體狀況，並通過調整身體內部的平衡來改善視力。

珍惜我們獨一無二的眼睛

總的來說，西醫通過測量視力值和屈光度等客觀數據來評判視力的好壞，而中醫則從人體整體的健康和平衡出發，考慮視力問題與身體其他部分的相關性。兩種醫學體系都提供了各自獨特的視角和方法來理解並處理視力問題。

在我學習和實踐的過程中，深深地被提醒，我們要好好看著自己的眼睛。今天的醫學發達，我們能夠用各種方式來矯正視力，但這並不能代替我們對眼睛的呵護。畢竟，雖然角膜移植等手術可以幫助一些人恢復或改善視力，但整個眼球的移植至今仍是一個遙不可及的夢想。

眼睛到底有多重要，從現代的醫學超發達，器官移植的技術不斷進步，你聽過可以換心、換肝等，但是，你可曾聽過換眼睛呢？沒有喔，因為太難了。

眼睛移植並不像其他器官移植那樣常見或簡單。由於眼睛的結構極為複雜，尤其是視網膜和視神經的連接，這使得整個眼球的移植極為困難，目前科學還未達到這樣的水準。不過，角膜移植是常見的一種眼部移植手術，用於治療角膜損傷或疾病，可以幫助許多人恢復或改善視力。

我們的眼睛絕對是一個驚人的自然奇蹟。它們的複雜性和重要性提醒我們，必須小心呵護這扇通往外部世界的窗戶，我們都應該給予眼睛應有的關注和照顧。

2.4 老中醫師談「目」

在中醫眼科的發展史上，宋代的孫思邈和明代的徐大椿是極為重要的兩位人物。他們的著作對後世的中醫眼科發展產生了深遠的影響。

孫思邈是中國古代著名的醫學家，被譽為「藥王」，活躍於唐代，以其精湛的醫學思想和實踐深刻地影響著後世中醫學的發展。他所著的《千金要方》和《千金翼方》是中國古代醫學的經典著作，涵蓋了包括眼科在內的廣泛醫學知識。

孫思邈在其著作中提出了多種治療眼科疾病的方法，也熬製出多款的眼藥水，而中醫治病，講究從根本下手，從孫思邈在治療眼睛問題時，就能看出一二。舉例來說：

(1) 治療眼睛疲勞，眼乾澀：孫思邈建議使用滋陰潤燥的草藥，如枸杞子、菊花、麥冬等，以滋養肝腎、改善眼睛乾澀和疲勞。同時可用菊花泡茶飲用，以清熱明目。

(2) 治療結膜炎，即紅眼病：孫思邈提到，有清熱解毒作用的草藥，如黃芩、金銀花等，可以用來熬製眼藥水外敷。並食用清熱解毒的食物，如冬瓜、苦瓜等。

(3) 治療青光眼，即高眼壓：孫思邈建議活血化瘀的方法，使用如丹參、赤芍等草藥，以緩解眼壓過高的症狀。並強調了適當的休息和避免過度用眼的重要性。

(4) 治療白內障：孫思邈提出了使用具有清熱、滋陰功效的草藥，如石斛、熟地黃等。還建議進行輕柔的眼部按摩，以促進眼部血液循環。

孫思邈的這些治療方法不僅包括草藥應用，還有飲食調節、生活方式的改變等綜合性措施，展現了中醫治療眼病的全面性和深入性。

另一位著名的古代中醫是明代的徐大椿，代表作《銅人腧穴針灸醫鏡》是一部針灸學的重要著作。該書不僅系統地闡述了針灸理論，還詳細記錄了針灸治療各種疾病的方法，包括眼科疾病。

在《銅人腧穴針灸醫鏡》中，徐大椿對眼科疾病的針灸治療有著詳細的記載，提出了許多針刺的具體方案和穴位選擇。這些治療方法對於緩解眼病症狀、改善視力等方面具有一定的效果。

在中國古代的醫學寶庫裡，對於眼睛的理解和治療，不僅僅是局限於眼睛本身。從《黃帝內經》到現代中醫實踐，眼睛被視作人體健康狀態的一面鏡子，其健康與否與人體的整體平衡密切相關。

中醫五行話眼睛

中醫的五行理論認為，萬物包括人體都由五種基本元素構成：木、火、土、金、水。這些元素之間的相互作用和轉化，解釋自然界和人體內部的各種現象。

眼睛屬「木」，這代表著肝臟的功能狀態，直接影響到眼睛的健康。當肝氣順暢，肝血充足時，眼睛便能正常發揮其功能；相反，若肝氣鬱結或肝血不足，則可能出現視力模糊、眼乾、眼紅等症狀，所以當肝病嚴重時，眼白也會呈現黃色。

古時候的中醫眼科學者認為，我們的眼睛是由五臟——心、肺、脾、肝、腎的精華之氣結合起來形成的。所以他們把眼睛分成了五輪，每一輪都對應著不同的臟器：風輪、血輪、肉輪、氣輪、水輪。

之所以用「輪」字，是因為這意味著像車輪一樣能夠靈活轉動。這五輪跟我們的五臟有關，如果臟器出了問題，就會在對應的「輪」上顯現出來。

在中醫眼中，肝臟的健康與眼睛的狀態息息相關。肝臟負責儲存和調節血液，而眼睛的正常功能依賴於肝血的滋養。若肝血充足，眼睛便能展現其應有的光明和清晰；反之，肝血不足或肝氣鬱結則會導致各種眼病。

中醫學中的整體觀念，即人體各部分和功能，都與自然界的五行元素緊密相連，

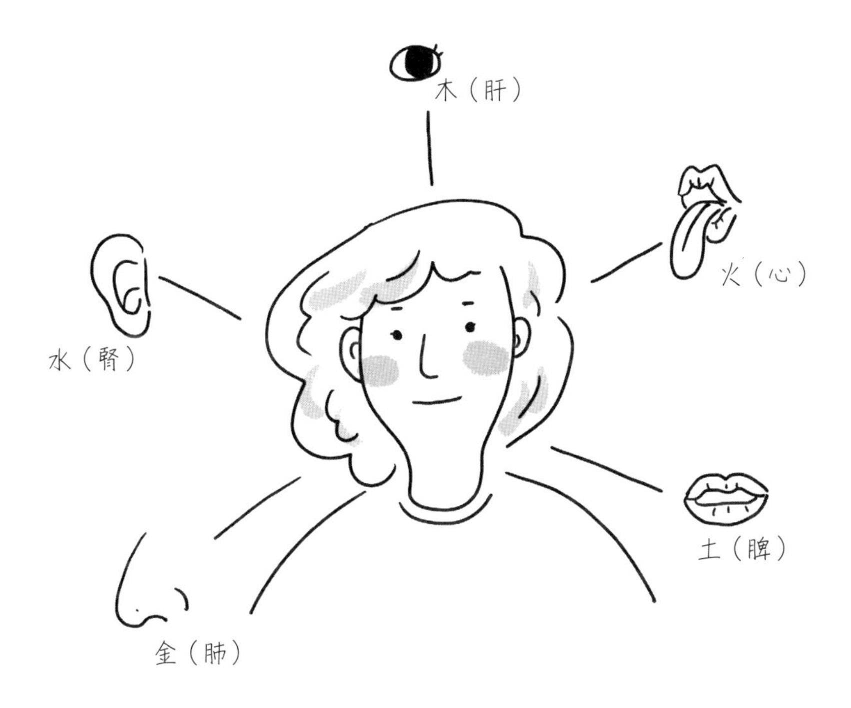

五行		**五官**		**五臟**
木	↓	眼睛	↓	肝
火	↓	舌頭	↓	心
土	↓	嘴唇	↓	脾
金	↓	鼻子	↓	肺
水	↓	耳朵	↓	腎

並且受到時間、空間和環境因素的影響。

眼睛症狀與五輪——

(1)肝輪：肝血不足或肝氣鬱結，可導致視力模糊、眼乾。

(2)心輪：心血不足，可能引起眼睛乾澀、視力問題。

(3)脾輪：脾胃功能失調，影響眼睛的濕潤度。

(4)腎輪：腎精不足，可能導致夜盲或視力減退。

(5)肺輪：肺氣不暢，易受外界環境侵害，如沙塵敏感及乾燥。

通過深入理解中醫的五行學說，我們可以更全面地理解眼睛的健康。眼睛不僅是視覺的器官，更是每個人身體內部狀態的反映。中醫提供了一個獨特的視角來理解和治療眼睛疾病，這不僅僅是針對眼睛本身，而是從整體身體的健康狀態出發，尋求根本的平衡與調和。

如古人所言，「目不識丁」，意指眼睛雖好，若無內在的智慧引導，也難以辨識真偽。這正是提醒我們，維護眼睛的健康，不僅是護眼，更是整體生活方式的調整和身體健康的維護。

2.5 中醫的眼睛方

在中醫的眼中，眼睛不僅是靈魂之窗，更是健康之鏡。作為一名致力於研究和實踐中醫多年的醫師，我發現，眼睛的每一個問題都與整體健康狀態息息相關。以下是我對不同眼睛問題的看法和治療心得。

(1) 近視

假性近視是一種常見於兒童和青少年的視力問題，特別是在學齡階段。中醫將其視為一種由於眼睛調節功能失常所導致的視力異常，並認為其與肝氣鬱結、脾胃虛弱有關。在中醫理論中，肝氣鬱結會導致氣血運行不暢，進而影響眼睛的正常功能。脾胃虛弱則會影響氣血生化，導致眼睛營養不足。

對於小孩子的假性近視，中醫通常建議從調理肝氣和強化脾胃著手。這包括飲食調理，選擇能夠養肝明目和健脾益氣的食物，例如枸杞、山藥、黑豆等。此外，中醫還可能會使用針灸或者特定的中藥方來幫助疏肝解鬱，增強脾胃的運化功能。

在《神農本草經》中，許多與眼睛健康相關的藥材都有詳細記載，例如枸杞子、菊花等，相信這些藥材具有滋養肝腎、清熱解毒、明目養眼的作用。在《傷寒論》中，也有針對視力問題的治療方法，如使用柴胡桂枝湯來解決由外感風熱引起的眼睛不適。

對於真性近視，中醫的觀點則與假性近視有所不同。真性近視在中醫常常被歸因於肝腎不足，尤其是肝血虧虛和腎精不足。肝血不足會導致眼睛營養供應不足，而腎精不足則影響眼睛的發育和功能。

《景岳全書》中提到，肝藏血，腎藏精，兩者對眼睛的健康都至關重要。因此，治療真性近視的方法通常包括滋養肝血和補充腎精，使用滋養肝腎的中藥如熟地黃、山藥、枸杞子等。

除了中藥的調理，中醫還強調生活方式的調整，如適量的戶外活動，保證充足的睡眠，減少長時間近距離用眼，這些都是對抗近視的重要措施。《醫林纂要》中提及，適當的戶外活動能促進氣血流通，有助於預防和治療近視。

總結來說，中醫對於近視的治療方法，強調從整體出發，通過調節內臟功能，特別是肝腎，以及改善生活方式來改善視力問題。這與西醫單純通過光學矯正的方法有著本質的區別。

近視 X 經典古方

《飼鶴亭集方》六黑丸

組方：望月砂四兩，夜明砂四兩，女貞子三兩，馬料豆三兩，黑脂麻三兩，大棗六兩。

功效：此方平肝滋陰，明目養精，常服益壽延年。主一切目疾，無論遠年近日，昏睛散光，風熱赤爛。

(2) 乾眼症

從中醫的角度，乾眼症是一種由於肝腎陰虛、淚液分泌不足或淚液蒸發過快導致的眼睛不適症狀。肝腎陰虛是乾眼症最常見的中醫病因之一，在中醫理論中，肝負責儲存血液，而腎藏精，精血同源。當肝腎陰液不足時，無法提供足夠的滋養給眼睛，就會導致眼睛乾澀、視物模糊等症狀。這種情況常見於長時間過度使用眼睛、睡眠不足、情緒壓力大或老年人身上。

另外，氣滯血瘀，在情緒壓力、憂鬱或長時間處於精神緊張的狀態下，會導致肝氣鬱結，進而影響氣血運行，造成血液循環不暢。當眼部的血液循環受阻，不能有效運送營養和濕潤到眼睛，也會引起乾眼症。

痰熱擾心：當體內的痰濕和內熱過盛，尤其是胃熱上升，也可能導致眼睛乾澀。痰熱擾心不僅影響眼睛，還可能導致心煩、失眠等症狀。

中醫治療乾眼症的方法主要集中在滋養肝腎、疏肝解鬱、清熱潤燥等方面。治療手段包括中藥、針灸、拔罐、飲食調理和生活方式的調整。例如，可以使用具有滋陰潤燥作用的中藥，如枸杞子、女貞子、白芍等，來調養肝腎；針灸治療則可選擇相關的穴位進行刺激，幫助疏通氣血，改善眼部血液循環。此外，改善生活習慣對預防乾眼症也至關重要，包括保證充足的睡眠、避免長時間注視電子螢幕、保持良好的室內濕度、定期進行眼部運動等。

(3) 結膜炎

結膜炎這種常見的眼部疾病，在中醫學被認為是由於外來的邪氣，如風熱邪氣侵襲眼結膜所致，導致眼睛出現紅腫、疼痛、畏光及分泌物增多等症狀。在《黃帝內經》中被描述為「風熱攻眼」，其治療原則在於清熱解毒、疏風散熱、滋陰潤燥。

中醫治療原則及方法，首先是清熱解毒，對於風熱型結膜炎，中醫治療的首選是使用具有清熱解毒功效的草藥。如《本草綱目》中提到的金銀花和菊花，具有清熱解毒、散風清熱的功效，適用於因風熱邪氣引起的結膜炎。此外，野菊花也常被用於眼部炎症，以其清肝明目的特性幫助消炎。

另外，《傷寒論》中談及疏風散熱的重要性，對於由風熱引起的結膜炎，可選用蒼朮、何首烏等，這些藥物能幫助疏通風熱，減輕眼部不適和紅腫。此外，在生活上建議，避免接觸刺激性環境，如《黃帝內經》所說，風為百病之長，因此避免長時間處於煙塵、強風、強光等刺激性環境中，以防外邪侵入。保持良好的個人衛生習慣，包括勤洗手，避免用手揉眼，以防病毒、細菌等致病因素進入眼睛，引起結膜炎。

飲食調養方面，《醫學衷中參西錄》提倡飲食調和，選擇清淡、富含維生素的食物，如綠葉蔬菜和水果，避免辛辣、油膩食品，有助於身體的陰陽平衡和增強抵抗力。遵循中醫的治療原則和生活調養建議，將可有效緩解結膜炎的症狀。

結膜炎 X 經典古方

鄧苑．《一草亭眼科全書》卷三：五龍湯，治目暴赤腫痛。

組方：麻黃一．五錢、荊芥三錢、桔梗一．五錢、牛蒡子三錢、大黃三錢。水煎服。

孫思邈・《銀海精微》：洗肝散，治暴發火眼。

組方：大黃三錢、梔子三錢、防風二・五錢、薄荷一・五錢、當歸尾三錢、川芎一・五錢、羌活三錢、甘草一・五錢。以上為細末。於飯後用熱開水調服三錢。

(4) 白內障

白內障，在中醫學被理解為由肝腎精虧與痰濕內生引起的一種眼病。這種疾病的形成與眼睛未能得到充足的滋養，以及痰濕阻礙眼睛的清晰度有關。中醫的古籍《黃帝內經》提出，五臟六腑的精氣都上注於目而成為其精，這一理論基礎強調了內臟健康狀況與眼睛功能的密切聯繫。特別是肝臟，在中醫中扮演著關鍵角色，肝氣的盛衰直接影響到眼睛的視力。

在處理白內障時，中醫的治療原則包括調和肝氣、補充肝血，以及清熱解毒。《傷寒論》提供的治療方法，如針刺眼睛上方放血配合藥物治療，展現了通過活血化瘀，清除眼內混濁，恢復視力的治療思路。《醫宗金鑑》對白內障的分類提供了不同治療方法的見解，強調根據患者的具體情況選擇合適的治療策略。而《醫林改錯》中提及的杞菊地黃丸處方，是通過補肝腎、清肝明目來達到治療目的，反映了對疾病根源的深入理解。

痰濕作為導致白內障的一個重要因素，透過使用茯苓和澤瀉等利水滲濕、化痰開竅的藥材，幫助清除眼內的痰濕，恢復眼睛的清晰。同時，山茱萸和枸杞子等滋補肝腎、益精明目的藥材，對因肝腎精虧導致的白內障有良好的治療效果。

除藥物治療外，中醫還強調生活方式的調整對於白內障患者的重要性。避免過度用眼、選擇富含維生素的食物，以及適量運動，都是預防和治療白內障的關鍵措施。這種綜合治療方法，結合適當的生活調理，能夠有效改善白內障患者的症狀，提升生活品質，體現了中醫對白內障治療的全面與深入理解。

白內障 X 經典古方

孫思邈．《銀海精微》：還睛補腎丸，治圓翳內障。

組方：黨參五錢，白朮、茯苓、羌活、木賊、菊花、防風、牛膝、青葙子各三錢，淮山藥五錢，密蒙花三錢，菟絲子三錢，川芎一．五錢。上為細末，煉蜜為丸，如梧子大。每服十克，淡鹽湯送服。

(5) 青光眼

青光眼是一種慢性進行性的眼病，西醫的定義主要特徵是視神經盤凹陷和視野缺損，通常伴隨著眼壓升高，但也有部分患者眼壓正常。西醫將青光眼分為開角型和閉角型兩種，根據眼睛的房水流通情況來區分。開角型青光眼是最常見的類型，其原因是房水的排出受阻，導致眼壓升高。閉角型青光眼則是由於房水的流入受阻，造成眼壓急劇升高，是一種急性的眼病，需要立即就醫。

在中醫的觀點中，青光眼不僅是一種眼病，它更是身體內部失衡狀態的外在表現。中醫認為，青光眼的根本原因在於肝陽上亢和氣血不和，導致眼內壓力異常升高，進而傷害視神經，影響視力。這種病狀反映了中醫對於疾病看待的整體性和內在平衡的重視。

《黃帝內經》中提到：「肝開竅於目」，強調了肝臟與眼睛健康之間的密切關係。當肝陽過盛，肝氣上衝，不但會對眼睛造成直接的影響，還可能導致眼壓過高，形成青光眼。因此，治療青光眼，中醫著重於調和肝氣，平抑肝陽，從而降低眼壓，保護視神經。

在《傷寒論》等古典醫籍中，雖然沒有直接提到青光眼的治療，但其對於肝陽上亢相關病症的處理方法，為青光眼的中醫治療提供了理論基礎。通過使用天麻、牡丹皮等平肝潛陽藥物，幫助緩解肝陽上亢，達到降低眼壓的目的。

《本草綱目》等藥典中，對於這些藥材的記載和解釋，進一步確立了其在治療青光眼中的應用價值。天麻被認為具有疏風止痛、平肝息風的功效，而牡丹皮則有清熱涼血、平肝潛陽的作用，這些藥物的合理應用，可以有效調節眼內環境，減輕或預防青光眼的進展。

此外，中醫治療青光眼還強調生活方式的調整和飲食療法。避免過度勞累和情緒波動，保持心情舒暢，以及增加富含維生素A和C的食物攝取，都有助於維持眼睛健康，預防青光眼的發生。

總結來說，西醫和中醫對於青光眼的看法各有側重，西醫更多關注於疾病的生理機制和直接治療，而中醫則從整體、平衡的角度出發，通過調和內臟功能，達到治療青光眼的目的。這種多角度、多層次的治療策略，為青光眼患者提供了更多的選擇和希望。

(6) 老花眼

隨著年紀增長，老花眼成為許多人的困擾，而 5G 科技的普及讓我們使用手機的時間大增，導致老花眼的年輕化趨勢愈發明顯。對此，中醫學有其獨到的見解和治療方法。《醫宗金鑑》指出，老花眼與肝腎精虧有著密切關係。肝腎是人體的精氣所在，精虧則導致眼睛調節能力與濕潤度下降，進而出現老花眼的情況。

現代人因長時間使用電子螢幕，使眼睛長期處於緊張狀態，無法適當休息，加速了老花眼的發展。《中醫大辭典》中提到，老花眼（也稱為「眼中風」或「目矚」）主要因肝腎精虧，導致眼睛失去必要滋養，眼球調節肌功能衰退。5G時代長時間注視電子螢幕，使眼睛過度勞累，加速老花眼的出現，甚至可能引起其他眼疾。

面對老花眼，中醫提倡全面療法。《醫學入門》建議，除了藥物治療外，生活方式的調整也非常重要，如定時遠眺、眼部運動等，幫助眼睛放鬆，減少疲勞。藥物方面，《本草綱目》記載，枸杞子、菊花及杞菊地黃丸等藥材對治療老花眼有良效，可滋補肝腎、益精明目。

《現代實用中醫學》指出，隨著科技普及，老花眼年輕化趨勢嚴重，建議增加富含維生素A、C等對眼睛有益的食物，如胡蘿蔔、菠菜，預防老花眼。中醫治療老花眼注重藥物治療與生活調整相結合，全方位提升眼健康。

(7) 遠視／散光

中醫對遠視、散光的理解，是通過身體整體平衡和氣血流通的角度來解釋和治療視力問題。中醫認為，視力問題與肝腎功能、氣血供養有密切關係。

遠視與散光在中醫中較少直接描述，但可以理解為視力衰退的一種表現，與精氣不足、氣血虛弱有關。特別是老年性遠視，更多地與腎精虧損、肝血不足相關，這與中醫認為老年人腎精自然衰減、肝血不足導致各種慢性疾病的觀點相符合。治療上，中醫可能會針對性地補益肝腎，促進氣血循環，以緩解遠視問題。

散光可按照影響視力清晰度的一般原則進行理解和治療。散光可能與肝氣鬱結、氣血不暢有關，導致眼睛無法正確聚焦。治療散光，中醫可能會採用疏肝解鬱、活血化瘀的方法，通過改善全身氣血流通，間接改善視力問題。

(8) 針眼（麥粒腫）

中醫認為針眼主要是肝膽火旺，肝主疏泄，膽助消化，兩者火旺會導致體內火熱上升，形成風熱，侵犯眼睛。同時，脾胃濕熱也會造成。脾胃是後天之本，脾胃功能失調會導致濕熱內生，上蒸頭面，影響眼睛。而外來的風熱邪氣直接侵犯眼睛，亦會造成局部紅腫疼痛。

中醫治療針眼強調從根本上調和身體的陰陽氣血，通過內治和外用相結合的方法，達到治本和對症治療的效果。如果針眼症狀嚴重或反復發作，應及時就醫，由專業中醫師進行辨證施治。

麥粒腫 X 經典古方

方活命飲：「治一切瘡瘍，未成者即散，已成者即潰。又止痛消毒之良劑也。」

組方：白芷一錢，貝母、防風、赤芍藥、當歸尾、甘草節、皂角刺（炒）、穿山甲（炙）、天花粉、乳香、沒藥各一．五錢，金銀花、陳皮各三錢。用量僅供參考。（穿山甲入藥已禁用）

功效：本方以清熱解毒，活血化瘀，通經潰堅諸法為主，佐以透表、行氣、化痰散結之法，被前人譽為「瘡瘍之聖藥，外科之首方」。多用於陽證癰瘍腫毒初起之時。臨床以紅腫焮痛，或身熱凜寒，苔薄白或黃，脈數有力等為主要辨證要點。

(9) 流目油、溢淚

過去，常見年長的老人家流眼淚，台語叫「流目油」，西醫稱之為「溢淚」，現在則已經不是年長者的專利了；在中醫，此類情況又可細分為：由淚腺分泌亢進而引起的流淚，或見風更多，中醫稱之為「迎風流淚」；由淚道狹窄或阻塞引起的淚液無法排泄而溢出，中醫則稱之為「無時流淚」。

中醫治療重在辨別冷淚、熱淚。

冷淚：眼睛不紅不痛，淚下無時，迎風更甚，淚水清稀，流時無熱感。久流失治，令目昏暗，甚至變成視瞻昏渺。治宜補益肝腎，用菊睛丸（《審視瑤函》）：巴戟天十五克，肉蓯蓉二十克，枸杞二十克，菊花十二克，改煎劑服，每天服一劑，對肝腎虧損的流淚症有顯效。

熱淚：其特徵常有紅腫、焮痛、羞明等證。法宜清肝袪風，方用驗方流淚方：菊花十五克，黃芩十克，黃連七克，炒梔仁十克，生石膏二十四克，瓜蔞仁（搗）十二克，車前仁十克，秦皮十克，夏枯草十克，北細辛三克，水煎服，每天一劑。

流目油 X 經典古方

駐景丸：首見於宋代官修方書《太平聖惠方》，最初被稱為「駐景圓」，《本草圖經》一書改稱之駐景丸，之後醫籍皆以此名稱，《太平惠民和劑局方》中以亦有收錄。

組方：只由簡單的三味藥組成，具體的組方為：車前子四十五克、熟乾地黃四十五克、菟絲子六十克。製作時將上述各味藥研為細末，加入蜂蜜做成丸，每丸九克，早飯和晚飯前各服用一丸，以鹽水或酒送服。

功效：主要用來治療肝腎俱虛，如果出現眼常昏暗，迎風流淚，眼睛疲勞，視物模糊，腰膝酸軟等症狀，就適合用這個方子。

(10) 眼腫（泡泡眼）

泡泡眼也是現代人常見的困擾之一。生理性的眼皮腫脹，原因常見於：

- 睡眠影響：生理性眼皮腫脹主要跟睡眠有關。夜晚睡眠時間過短或過長，都可能造成眼皮腫脹。但這種生理性腫脹一般會在起床後一小時左右自行消失。
- 飲食影響：睡前喝水太多、吃鹽太多、飲酒過量，也會導致眼皮腫脹。酒精會降低體內的抗利尿激素而導致浮腫；吃得太鹹，腎臟會減少水分排出，以保持身體中鈉與水的平衡。
- 勞累、熬夜：當身體特別勞累、精神壓力過大時，會因眼眶血液循環不暢引起上瞼水腫；經常熬夜的人也一樣。

腫眼皮的另一個可能，是身體在發出「報警」：病理性的眼皮腫脹。如果是疾病造成的腫眼皮，就需要加以重視了。病理性的眼皮腫脹，一般與眼部疾病或全身性疾病有關，眼瞼急性炎症、結膜炎、角膜炎等，都會導致眼皮腫脹；同時，眼部疾病還會伴有眼部紅腫熱疼等症狀，較易辨識。

全身性疾病造成眼皮腫脹的，可能有腎臟疾病、心臟病、甲狀腺功能低下等。

- 腎臟疾病：腎病造成的水腫有個典型特點：晨重暮輕，比如早上起來眼皮很腫，到了下午就慢慢消退，很容易被忽視。除了水腫、血壓高，平時可以自我觀察，如果小便泡沫多，不易散去；尿色很紅，排除飲食等因素，都要予以重視，及時去正規醫院檢查。
- 心臟疾病：心臟疾病引起的眼皮水腫在晚上比較突出，早期表現為晨輕暮重。心源性水腫常從身體下垂部位開始，活動後明顯、休息後減輕，可遍及全身。患者還會出現體重增加和尿量減少，伴有乏力、食欲不振等表現。
- 甲狀腺功能異常：如果從早到晚眼皮腫脹程度沒有明顯變化，伴有反應遲鈍、精神倦怠等，有可能是甲狀腺功能異常造成的。甲狀腺功能五項檢查和甲狀腺彩超檢查，可以幫助診斷排除。

除了以上疾病原因，還要考慮過敏因素，應排除生活中接觸過敏原或對所用藥物過敏導致眼皮變腫的可能。

對於生活習慣導致的腫眼皮，可以試試以下方式改善。

- 控制鹽攝入量：培養清淡的飲食習慣，成年人每天攝入食鹽不超過五克；多採用蒸、煮、燉等烹飪方式，烹調時多用醋、檸檬汁、蔥薑等調味。
- 控制飲酒量：任何形式的酒精對人體健康都毫無益處。減少飲酒，尤其不要在晚上飲酒，如不得已也應控制飲酒量。最安全的飲酒量為零，如果不得不喝，以酒精量計算，成年人一天最大飲酒的酒精量建議不超過十五克。
- 盡量少熬夜：從內分泌角度來說，晚間十一點後睡覺就算熬夜。由於人體自我修復活動大都在凌晨三點以前進行，因此晚上十一點至凌晨三點這段時間的睡眠品質尤為關鍵。

- 避免用眼過度：用眼過度會導致眼睛乾澀、視力模糊等情況。平常可滴一些緩解視疲勞的眼藥水，還可對眼部做熱敷，改善眼部的血液循環，放鬆眼周肌肉。
- 適度加強鍛鍊：適度運動有助改善全身血液迴圈，加快新陳代謝，對「消腫」也有幫助。

中醫治療視力問題通常包括中藥內服、針灸、拔罐、眼部按摩等方法，以及飲食調整和生活方式的建議。像是食用富含維生素A的食物如胡蘿蔔、枸杞，可以幫助滋養眼睛；按摩點如攢竹、睛明等穴位，則可用於直接改善眼部疲勞和視力問題。中醫治療視力問題強調從整體出發，通過調整內臟功能和氣血平衡，從根本上改善和預防視力問題。

2.6 別想來踢館！中醫真會治眼睛

在我的診間裡，曾發生一件令我難忘的事。有位中年女士帶著一顆踢館的心來到我這裡。她對中醫抱有懷疑態度，認為我們無法解決她那因長期使用電腦而引起的眼睛疲勞、視力模糊，以及晚上伴有的眼睛乾澀問題。她曾在西醫眼科反覆治療，但收效甚微，現在半信半疑地來尋求我的幫助。

我記得，中年女士上門的第一句話就是問，「中醫會治眼睛嗎？」面對這樣的問題，我當然感到一股火氣湧上心頭。但作為一位中醫師，我知道僅有憤怒是無法解決問題的。於是我深吸一口氣，冷靜地告訴她：「如果您真心希望通過中醫獲得改善，那麼我需要您全力配合，按照我的治療計畫去做。否則，我建議您另請高明。」沒錯！當下，我也態度堅定地回擊。

後來，那位女士一問再問，再三確認，而我也一答再答，再三要求，經過深入的討論和解釋，我詳細詢問了她的生活習慣、飲食狀況以及工作壓力等，並對她進行了全面的中醫體質辨識。我對她說明，在中醫理論中，「『肝開竅於目』，您的症狀顯示肝血不足，肝陽上亢，同時長時間面對電腦，使得『腎水』不足，眼睛無法得到足夠的滋潤。」

基於這一診斷，我為她制定了一個綜合治療計畫，必須全力的配合，只要全部依照計畫，保證一定有成效，包括中藥調理、針灸治療和生活調整。我要求她每天必須適量進行戶外運動，減少使用電子產品的時間，並確保充足的睡眠，同時跟隨我的治療計畫。

起初，她聽到要戶外運動，再加上減少使用電子產品，直接拒絕表示，做不到，而我也回覆，做不到的話，恐怕連大羅神仙也難醫治，恐怕得另請高明。最後她屈服了，願意配合，不過也聲稱期限內若沒有改善，非得拆下招牌不可。

說實在話，對於這樣的個案，我遇過很多，上門來時總是抱著試試的心態，後來，一試都成了主顧。而這位女士也是，幾個療程下來，她驚訝地發現自己的眼睛不再那麼容易感到疲勞，視力模糊和晚上的眼睛乾澀情況都有了顯著改善。這不僅讓她對中醫治療眼睛問題充滿信心，也讓我對自己的中醫專業更加自信。

這件事情告訴我們，中醫治療眼睛問題不僅僅是針對眼睛本身的治療，更重要的是從整體出發，調和身體內部的陰陽平衡，從根本上解決問題。通過這位女士的案例，我們可以看到，只要病人願意全力配合，中醫確實能在治療眼睛問題上發揮獨到的效果。

中醫傳統治眼有效方

【石斛夜光丸】

是中醫眼科的著名方劑，也是常用的中成藥之一，出自成書於一三七〇年的眼科專著，元代倪維德所著《原機啟微》卷之下附方內。與《原機啟微》作者倪維德同時代的蒙古族人沙圖穆蘇撰有《瑞竹堂經驗方》，成書於一三二六年，書中載有「夜光丸」，與「石斛夜光丸」的藥物組成和功效基本相同，但後者較前者要早四十餘年，可見當時元代醫家在臨證治病中，早已掌握和運用本方治療目疾。

本方由石斛、人參、山藥、茯苓、炙甘草、肉蓯蓉、甘枸杞、菟絲子、生地黃、熟地黃、五味子、天冬、麥冬、苦杏仁、防風、川芎、炒枳殼、黃連、懷牛膝、甘菊花、炒白蒺藜、青葙子、草決明、羚羊角、犀角二十五味藥所組成，具有滋陰補腎、清肝明目的功效，適用於肝腎不足，陰虛火旺所致的內障目疾，視物昏花，瞳仁散大，或變色羞明、怕光等症。由於此方在臨證治療中有很好的療效，故為歷代醫家所推崇。明代的《景岳全書》、《審視瑤函》，清代的《名醫方論》等書均有收錄，《中國藥典》一九七七年版和一九八五年版均亦收載此方。

【將軍定痛丸】

出自《審視瑤函》。

組成為：黃芩二十一克（酒洗），白僵蠶、陳皮（鹽煮，去白）、天麻（酒洗）、桔梗各十五克，青礞石（煅）、白芷各六克，薄荷十克，大黃六十克（酒蒸，焙乾），半夏三十克（牙皂、姜汁煮，焙乾）。右為細末，滴水為丸，每服六克，食後臨臥茶清吞之。

功用：逐痰，搜風，降火。

應用：閉角型青光眼急性發作，屬風邪引動痰火者；亦用於眼病伴頑固性頭痛。

【杞菊地黃丸】

此滋補肝腎的護眼良方源自明代《審視瑤函》中的「加味六味地黃丸」，乃六味地黃丸加了枸杞子、菊花、五味子、蒺藜四味藥而成。後清代《痲疹全書》去五味子、蒺藜，稱之為杞菊六味丸，並謂其具清肝明目之功。至清代《醫級寶鑑》始有杞菊地黃湯之稱呼，原書用其治肝腎不足，視物不清，和現今用法基本相同。

組成為：枸杞子、菊花、熟地黃、酒萸肉、牡丹皮、山藥、茯苓、澤瀉。輔料為蜂蜜。

功效：滋腎養肝。

主治：用於肝腎陰虧，眩暈耳鳴，羞明畏光，迎風流淚，視物昏花。

第 3 章

中醫的耳朵方

你看過默劇嗎？你試過看電視或手機影片時，沒有聲音的感覺嗎？是的！在這個充滿節奏和旋律的世界裡，「聽見」是多麼重要的一件事，而我們的耳朵，扮演著一位默默無聞，卻不可或缺的譜曲家的角色。

它們不僅譜寫著我們生活中的音樂，更是我們與外界溝通的重要橋梁。從晨光初照的鳥鳴聲到夜幕降臨時的蟲鳴，從親愛家人的呢喃到街角的喧囂，耳朵捕捉著這個世界的每一個聲音，編織成一首首生活的樂章。

然而，我們常常忘記感謝這位生命旋律的譜曲家，在繁忙的生活節奏中，我們用耳機輸送著高分貝的音樂，卻忽視了耳朵的負擔。我們在嘈雜的環境中長時間工作，卻很少給予耳朵必要的休息。這些日常小事，慢慢地對我們的耳朵造成了潛在的傷害，你是否聽見耳朵的嘆息聲呢？

3.1 讓世界不再轉個不停

耳朵是我們聽見世界的視窗，當我們談到耳朵時，你可能會想到日常生活中聽到的各種聲音。但耳朵的結構其實非常複雜，它不僅讓我們能聽見聲音，還幫助我們保持平衡和定位空間中的聲源。

耳朵兩大功用：聽覺和平衡感覺

在中醫的深邃觀點中，耳朵不僅是聲音的管道，它也是我們身體內在平衡的象徵。坐在診間，我經常遇到來自各行各業的患者，他們的故事豐富了我的理解，也證實了中醫對耳朵重要性的看法。

一位年輕的音樂家來到我的診所，困擾於他逐漸下降的聽力。他的生活和職業都依賴於能夠精確地辨識聲音的細微差別。在中醫看來，耳朵的聽覺功能是腎精的外顯，聽力的衰退往往與腎精不足有關。

聲波的旅程始於外耳，通過耳道，觸動鼓膜，再由中耳的聽骨——錘骨、砧骨和鐙骨——放大這些振動，最終到達內耳的耳蝸。在這裡，毛細胞將物理振動轉化為神經信號，這些信號經由聽神經傳達給大腦，解讀成我們所理解的聲音。對這位音樂家而言，每一個音符不僅是聲音，更是他情感的傳遞和職業的需求。

另一位患者是一位老年女士，她抱怨走路時經常感到眩暈，彷彿周圍的世界在旋轉。這是內耳前庭系統功能失調的典型症狀。前庭系統，包括三個半圓管和兩個囊——橢圓囊和球囊，負責感知頭部的運動和維持身體的平衡感。

這些結構中的液體流動，刺激感覺細胞，產生關於身體動作和方向的信號。這些信號傳送到大腦，是我們能夠站立、行走、甚至跳舞時不至於跌倒的功臣。對於這位女士，我建議了一系列補腎和強肝的治療，以幫助恢復她的平衡感。

耳朵的健康關乎生活的品質。在中醫中，我們通過調整腎精和肝血來維護和恢復耳朵的功能。合理的飲食、適量的運動以及良好的情緒管理，都是支持耳朵健康的重要層面。食物如黑豆、核桃和枸杞子不僅能滋養腎精，增強聽力，還能支持全身的健康狀態。

每當患者在我的指導下恢復了聽力或改善了平衡問題，我都深刻感受到中醫深厚的文化底蘊和獨到的治療方法。耳朵不僅是感知世界的器官，更是我們身體健康的標誌。通過聆聽每個人的需求和體察他們的健康，我們可以更好地理解中醫如何在現代社會中發揮其全面的治療作用。

神祕的聆聽宮殿

在我的中醫診所裡，每次與患者的對話都是深入探索人體奧祕的機會。這天，一位充滿好奇心的小男孩與他的母親來訪，他很想知道自己的耳朵是怎樣工作的。我決定用一個生動的方式，帶他們穿越耳朵的結構；這不僅是一次生理學的旅程，也是一次心靈的探險。

我開始說故事。

「想像你的耳朵是一座隱藏在古老森林中的神祕宮殿，它不僅讓我們聽見外面的世界，還幫助我們在這世界中找到平衡。這座宮殿有三個主要的部分，每部分都有它神奇的功能——」

(1) 外耳：宮殿的大門和迎賓廳

「外耳是你看到的耳朵部分，包括耳廓和耳道，像是宮殿的大門和迎賓廳。耳廓的形狀獨特，能夠捕捉來自四面八方的聲音，這些聲音像被邀請的賓客一樣，通過耳道這條蜿蜒的通道，最終抵達鼓膜，這是通往中耳的門戶。」

「耳道不僅是聲音的通道，它還有過濾空氣中的灰塵和微粒的功能，保護宮殿內部免受污染。耳道中的耳垢就像宮殿的守衛，有保護和潤滑的作用。」

(2) 中耳：宮殿的中心舞臺

「穿過鼓膜，我們進入中耳。這是一個空氣充滿的小房間，裡面有三塊小小的骨頭：錘骨、砧骨和鐙骨。想像它們是宮殿中的舞者，當聲波到達鼓膜並使之振動時，骨頭開始舞動，將聲音放大並精確地傳遞到內耳的深處。」

「中耳還包括一個稱為耳咽管的特殊通道，它連接到我們的咽喉，調節中耳的氣壓，保持與外界的平衡，就像宮殿中用來調節氣候的精密系統。」

(3) 內耳：聽覺和平衡的神祕花園

「最後，我們到達內耳，這裡是聽覺和平衡的核心區域，包含了耳蝸和前庭系統。耳蝸是聽覺的中心，裡面滿是液體和敏感的毛細胞，專門用來轉換聲波的振動為電信號。這些信號像是來自宮殿最深處的訊息，通過聽神經傳遞給大腦，解釋為我們能理解的聲音。」

「前庭系統負責維持我們的身體平衡，它包括幾個充滿液體的管道，這些管道內的毛細胞會根據頭部的移動感知平衡，幫助我們在行走、跳躍，甚至快速轉身時保持穩定。」

當我說著這個耳朵故事時，小男孩聽得目不轉睛，他的母親也被這個描述吸引，臉上洋溢著驚奇的笑容。她輕輕地說：「原來我們的耳朵這麼神奇！」這讓我感到非常欣慰——能夠用這樣生動的方式解釋耳朵的結構，不僅增加他們對人體的理解，也加深了我們之間的連結。

通過這次對話，我再次體會到中醫的深遠智慧，它不僅涵蓋了身體的結構和功能，更強調了與大自然的和諧共處。每一次講解，不僅是知識的傳授，也是文化的交流，這是我作為一名中醫師最珍貴的經歷之一。

3.2 西醫耳朵測試方法的中醫詮釋

在我的中醫診所中，經常出現對耳朵測試感到好奇的患者。雖然我是一名中醫師，專注於整體治療和平衡人體的陰陽，但也非常尊重與理解西醫的耳朵測試方法，並認為它們在診斷和評估聽力健康方面具有重要價值。以下是我對這些測試方法的看法，以及它們如何與中醫的觀點相互補充。

西醫的耳朵測試，通過精確的技術評估聽力和平衡功能，而中醫則更注重評估這些症狀背後的生理和生化失衡。以下是幾種常見的西醫耳朵測試方法，以及它們在中醫眼中的意義：

(1) 純音聽力測試

在西醫，這個測試透過播放不同音量和音高的聲音來評估聽力範圍。從中醫的角度，這有助於識別腎精是否充足，因為在中醫理論中，腎開竅於耳，腎精的不足可以導致聽力問題。因此，此測試的結果可能提示我們需要針對性地滋補腎精。

(2) 言語聽力測試

這項測試評估個體對語言的理解能力。在中醫看來，這不僅是聽力的問題，也涉及心腎之間的相互作用，因為「心藏神，腎藏精」，兩者需要相互配合，才能正常理解語言和聲音。

(3) 骨導聽力測試

骨導測試幫助區分聽力損失是由於耳道、中耳的問題還是內耳的問題。在中醫裡，這提示我們可能需要通過疏通經絡、消除痰濕、增強氣血來加以處理，尤其是當問題源於中耳時。

(4) 聲導抗測試和耳聲發射測試

這些測試評估中耳功能和內耳健康。在中醫的觀點中，耳膜和內耳的健康反映了肝腎的狀態。肝血的充足直接影響耳膜的靈敏度，而腎精的健全則是保持內耳功能正常的關鍵。

(5) 腦幹反應聽力測試

通過分析從耳朵到大腦的信號傳遞，評估聽覺神經的功能。中醫會將此類問題視為氣血不足或痰濕阻塞經絡的表現，需要通過改善內臟功能和強化氣血來治療。

在實踐中，我經常將這些西醫的耳朵測試結果與中醫的診斷方法相結合，以規劃一個全面的治療方案。例如，如果一個病人的純音聽力測試顯示聽力下降，我可能會建議除了西醫建議的聽力輔助設備外，還可以進行中藥治療，滋補腎精和肝血。

這種整合中西醫的方法不僅能幫助病人更全面地理解他們的健康狀況，也提供了更多元化的治療選擇，對於促進病人的整體健康和福祉非常重要。通過這樣的方式，我們不僅治療了耳朵的症狀，更進一步提升了整個身體的健康。

3.3 中醫世界裡的「耳」

從古老的中醫學角度來看，耳朵不僅是聽覺的器官，它更是人體健康和平衡的一個重要視窗。在中醫的世界觀中，耳朵與人體的內在平衡，和外部環境的和諧關係密不可分。作為一位中醫師，我們對耳朵的認識，遠遠超出了其物理聽覺功能的範疇。

(1) 耳朵的中醫地位

在中醫學中，耳朵被視為與腎臟密切相連的器官。腎存精，而精生髓，髓海通耳，因此耳朵的健康被認為與腎的精氣直接相關。若腎精充足，則聽力敏銳；若腎精虧損，則聽力衰退。因此，在中醫的實踐中，治療聽力問題往往涉及到滋補腎精。

(2) 耳朵的聽覺功能與中醫治療

作為感受聲音的器官，耳朵在中醫中被賦予了深層的意義。聲音在中醫理論裡不僅僅是物理現象，它也是人體與自然界能量交流的一部分。當人體五臟六腑功能協調時，耳朵能夠清晰地感知到外界的聲音；反之，若內臟功能失調，如心火過旺，則可能導致耳鳴等症狀。

(3) 耳朵與人體平衡的關係

在中醫學中，耳朵不僅僅是聽覺的器官，它也與人體的平衡和協調功能息息相關。中醫認為，耳朵是「腎所開竅」的器官，與身體的平衡關係密切。腎開竅於耳，腎的功能不僅影響聽力，也影響身體的平衡感。因此，治療與平衡失調相關的疾病時，中醫會考慮到耳朵的健康狀況。

(4) 耳朵與情緒健康

耳朵在中醫學中也與情緒健康有著不可忽視的聯繫。根據五行理論，耳朵屬水，與腎相關，而腎又與恐懼情緒相關。因此，當一個人經歷過度的恐懼或壓力時，可能會影響到腎的健康，從而影響耳朵的功能。

(5) 中醫對耳朵的治療方法

在中醫的治療中，耳朵的健康通常通過調和全身的氣血來實現。這可能包括針灸、中藥處方和飲食調整等方法。例如，針灸治療可能涉及刺激與耳朵相關的穴位，以改善其功能和促進整體健康。

另外，耳穴療法，作為一種特殊的針灸治療方式，是通過刺激耳朵上的特定穴位來治療各種身體疾病，基於耳朵是一個反映整個身體健康狀況的微系統觀點。

(6) 耳朵在現代生活中的挑戰

在當今這個科技發達、生活節奏加快的時代，耳朵面臨著前所未有的挑戰。長時間暴露於噪音和使用耳機等現代生活方式，不僅會對耳朵造成物理上的傷害，也可能導致內在氣血失調。中醫在這方面提倡的是一種更加和諧與自然的生活方式，以保持耳朵和整體健康的平衡。

耳朵不僅是聽覺的器官，更是人體內在平衡的一個重要標誌。透過整體的治療方法和對生活方式的調整，我們可以幫助保持這位聲音與平衡大師的健康，好好保護我們的耳朵，讓它們在這個快節奏的世界中仍舊能夠發揮其不可估量的作用。

3.4 老中醫師談「耳」

中醫對耳朵的學說理論，主要涉及五行理論、氣血理論、臟腑學說以及經絡學說等。

(1) 五行理論

中醫經典《素問．生氣通天論》指出：「心使志意，肺主經脈，心使經脈通，其血舍於絲毫而還。」這表示心臟主宰血脈，其中包括營養眼睛的血脈。而肺臟的功能與聲音有關，連接耳朵的經脈也是由肺臟主管。因此，心肺與眼耳的功能有著密切的聯繫。

根據中醫的五行理論，耳朵被歸屬於水。水與腎相關聯，而腎主水。中醫認為腎主藏精，耳朵的健康與腎的氣血狀態密切相關。因此，保護腎的健康對於耳朵的正常功能至關重要。

(2) 氣血理論

《靈樞．經脈篇》提到：「陽明之合，盛血之所行也，上行至目而通於腦。」陽明經脈的氣血與眼睛的營養有關。同時，經脈的氣血通過頭部至腦，也與耳朵的聽覺有關。因此，氣血的循環與眼耳的健康密切相關。

中醫認為氣血是維持人體生命活動的基本物質，對於耳朵的健康同樣至關重要。充足的氣血能夠滋潤耳朵組織，維持耳膜、耳骨等的正常功能。氣血的流動狀態影響到耳朵的聽覺、平衡等多方面。

(3) 臟腑學說

《靈樞．五音大音》提到：「腎者主骨生髓，肝者主筋通於耳。」腎臟的精氣主管骨髓，而肝臟的筋連接耳朵。這表明腎與眼睛、肝與耳朵在臟腑功能上存在著相互的關聯。耳朵與腎臟、心臟、肝臟等臟腑的關聯密切。腎主水，心主血，肝主疏泄。中醫認為腎的虛實、心的血氣狀態，以及肝的疏泄功能都與耳朵的健康直接相關。不同的臟腑狀態將對耳朵功能產生不同的影響。

(4) 經絡學說

《靈樞．經絡發微論》指出：「少陰者心絡也，其色黑。少陽者肝絡也，其色青。太陰者脾絡也，其色黃。太陽者肺絡也，其色白。」這一段強調了心、肝、肺與經絡的相互聯繫。眼睛與心經絡有關，而耳朵與肝、肺經絡相關。

耳朵是腎經的一部分，而中醫的經絡學說認為通過刺激特定的經絡，可以調整身體的氣血流動，從而影響耳朵的健康。針灸、推拿等療法通常會應用在與耳朵相關的經絡上。

中醫對耳朵的學說理論強調整體觀念，尤其注重五行、氣血、臟腑的相互影響。這種整體觀念下，中醫師會採取綜合的治療方法，旨在調和人體的陰陽、氣血，以促進眼耳的健康。

3.5 中醫師看耳症

中醫治療耳症時，強調個體化治療和整體觀點，對於耳症的治療不僅僅關注於耳朵本身，還考慮到身體系統的氣血平衡和內臟功能的調和。在實際治療過程中，尋求專業中醫師的診斷和指導，以確保治療的安全性和有效性。

耳朵的病症

(1) 外耳道感染（外耳炎）

外耳道感染在中醫被視為「濕熱蘊積」或「風熱侵襲」。《黃帝內經》中提到，風為百病之首，濕為病之所聚，故外耳炎多因風熱或濕熱所致。

【治療方法】《外科正宗》中提到的龍膽瀉肝湯，對於清熱解毒、疏風散濕有顯著效果，適用於外耳道感染。另外，利用具有清熱解毒效果的中藥，如金銀花、黃柏等煎水洗耳或製成耳滴液使用。

(2) 中耳炎

《黃帝內經》將中耳炎的成因歸結為內傷情志、飲食不節導致肝火上炎或脾胃積濕。腎虛也會導致耳門不固，使外邪侵襲而生病。

【治療方法】對於肝火上炎型，可用龍膽瀉肝湯加味；脾胃積濕型，則適用二陳湯加味。對於腎虛型，則宜用六味地黃丸加減。

(3) 耳鳴

《黃帝內經》認為耳鳴與腎精虛損、肝膽濕熱或心脾血虛有關。腎藏精，主聽，精虛則聽力衰減，故耳鳴常與腎虛相關。

【治療方法】對於腎精虛損型，宜用左歸飲或劍蓮丸；肝膽濕熱型，適用龍膽瀉肝湯；心脾血虛型，則適用歸脾湯加味。另外，《針灸甲乙經》中提到，耳門、聽宮、腎俞等穴位的針刺可以調和腎精，緩解耳鳴。

(4) 聽力損失

根據《黃帝內經》，聽力損失多由於腎精虛損、氣血不足導致。腎開竅於耳，腎精充足則耳能聽五音。

【治療方法】補腎精虛型宜用真武湯加減；氣血兩虛型適用八珍湯。另外，也可針灸聽會、耳門、腎俞等穴位針刺，有助於補腎強聽。

(5) 鼓膜穿孔

《外科正宗》等文獻中認為，鼓膜穿孔多因內外因素交互作用，如情志不遂、外感風寒，導致氣血失和。

【治療方法】補肝腎、滋潤肺燥的方劑，如左歸飲加味，對於促進鼓膜修復有幫助。

(6) 耳硬化症

耳硬化症在中醫被視為氣血瘀滯、肝腎不足的表現。《醫宗金鑑》中提到，肝腎虧損會導致經絡不暢，聽骨功能障礙。

【治療方法】活血化瘀，滋養肝腎的方劑，如桃紅四物湯加減，六味地黃丸加味。也可針灸刺肝俞、腎俞、聽宮等穴位，以調和肝腎，改善聽力。

(7) 梅尼埃病

《黃帝內經》認為梅尼埃病與肝膽濕熱、脾胃濕濁、腎虛水滯有關。內耳積水，氣血運行不暢，導致眩暈和耳鳴。

【治療方法】疏肝利濕，健脾化濕的方劑，如柴胡疏肝散加味，平胃散加減。另外，也可針灸祛風利濕，調和內耳的穴位，如風池、百會、足三里。

(8) 耳聲學創傷

《黃帝內經》將耳聲學創傷視為由於肝腎虧損、氣血不足所引起。長期噪音傷耳，損及腎精。

【治療方法】補氣養血，滋腎養肝的方劑，如四君子湯加地黃、枸杞子等。或是針灸治療，聽宮、耳門、肝俞、腎俞等穴位的針刺，有助於恢復耳朵功能，緩解症狀。

耳朵外觀與病症

在中醫看來，我們的耳朵不只是聽覺的工具，它們像是一個揭示身體健康祕密的地圖。中醫學把耳朵分成六個部分，每一部分都對應著身體裡的一個重要器官，它們包括：耳尖對應膀胱、耳廓對應小腸、耳輪對應三焦（身體的熱調節系統）、耳垂對應大腸、耳門（耳朵入口附近的區域）對應膽、耳中則對應胃。

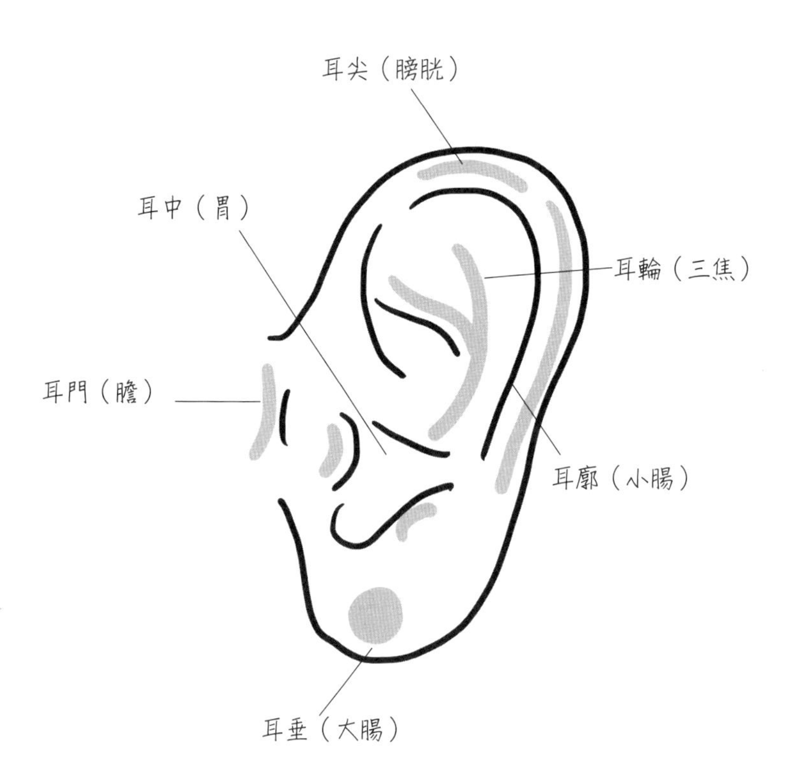
耳尖（膀胱）
耳中（胃）
耳輪（三焦）
耳門（膽）
耳廓（小腸）
耳垂（大腸）

這意味著，從耳朵的狀態可以看出身體內部器官的健康。如果耳朵的形狀看起來不對勁，或者耳朵裡有異常的聲音、分泌物、疼痛、癢感，或是聽力下降，這些都可能是內部器官出現問題的信號。

耳朵外觀的變化在中醫和西醫中都被視為重要的健康指標。耳朵的顏色、形狀和表面特徵可以反映身體內部的狀態。以下是一些耳朵外觀變化及其可能指示的健康問題：

(1) 耳朵顏色

蒼白：耳廓色白，通常是氣虛、氣血不足；搓揉耳垂後仍缺乏血色，可能是血液循環不佳或貧血的表現。

紅潤：可能是健康的表現，但如果過於紅潤或呈暗紅色，可能指示高血壓或其他炎症反應。

偏黃：耳廓明顯偏黃甚或呈深黃色，可能是脾鬱濕盛、有風熱侵擾，或脾腎兩虛的表現。

發青：為氣血運行不暢；耳廓青黑可能是體內有瘀血、青白則顯示元氣不足、虛寒欠火的徵兆。

發紫：可能與心臟或呼吸系統問題相關，表示氧氣供應不足。

偏黑：耳廓色黑可能與寒氣內伏、陽氣不振有關；呈蒼黑、煤黑、焦黑色，通常都代表程度不一的腎精虛寒或虧耗。

變色：變紅通常與體內炎症或突發急性病有關，變白則可能與慢性病變有關。

(2) 耳朵形狀和結構

耳垂褶皺：一些研究顯示耳垂上的一條橫向褶皺（弗蘭克徵象）可能與心血管疾病相關聯。皺褶包括了線條狀、蚯蚓狀、半圓狀、圓圈狀、梅花狀等，也可能與失眠、暈眩、胃炎有關。

耳朵畸形：新生兒耳朵畸形或位置異常可能與某些先天性疾病相關。

耳朵凹陷：包括呈點狀、條狀或穴狀，要注意慢性或先天性疾病病變的可能。

耳朵隆起：包括條索狀、結節狀，小如芝麻、大如黃豆，突出於皮膚表面的隆起，通常要注意可能與臟器疾病、慢性炎症有關。

(3) 耳朵表面特徵

斑點或痣：大多數是良性的，但異常變化或顏色變深可能需要評估皮膚癌風險。

乾燥脫皮：可能是皮膚病如銀屑

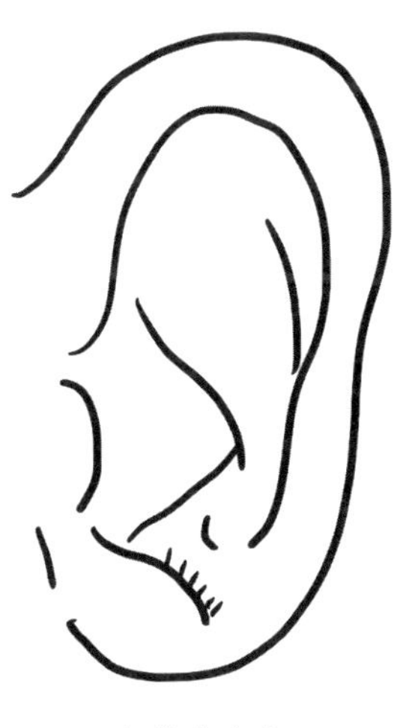

弗蘭克徵象

病、皮膚乾燥或外耳道皮膚炎的表現，也可能是功能不全或內分泌紊亂的表現。

腫塊：可能是感染囊腫或其他腫瘤的跡象。

丘疹：又分紅色、白色，及水泡狀或灰色丘疹，紅色丘疹常見於急性發炎，白色丘疹可能與各種結石有關；水泡狀或灰色丘疹則可能反應了多夢、慢性咽喉炎、月經不調等慢性或過敏症。

脈絡變化：表現是血管充盈、擴張或形成形狀，可能與急性炎症或血液循環不暢有關。

(4) 耳朵分泌物

黃色或綠色分泌物：通常與耳朵感染相關，如中耳炎。

血性分泌物：可能是外傷、鼓膜穿孔或更嚴重條件的跡象。

(5) 耳朵位置和角度

下垂或異常位置：特別是在嬰兒中，可能與某些遺傳疾病或發育異常相關。

耳朵的外觀變化可以提供有關身體健康狀況的重要線索。不過，這些觀察應當作為初步的健康評估，任何異常發現都應該尋求專業醫療建議，做進一步的診斷和治療。

3.6 耳聽五行：中醫耳朵保養的藝術

繁忙的現代生活讓人容易忽視耳朵的健康，直到出現聽力減退或耳鳴等問題。中醫也強調五行理論，從十二時辰的角度來保養耳朵。

五行理論是中醫學中解釋自然界和人體生理、病理關係的一個重要框架。從耳朵保養的角度來看，維持五行元素的平衡，對於預防耳病和促進耳朵健康至關重要。例如，水元素與腎臟健康密切相關，而腎臟又直接影響耳朵的功能。因此，增強水元素，可透過飲食如多吃黑豆、黑芝麻等黑色食物，以及生活方式的調整，如適量運動和充足休息，來滋養腎水，是保持耳朵健康的一個關鍵策略。

另外，中醫的十二時辰理論，一天二十四小時被分為十二個時段，每個時辰對應人體的不同器官和經絡。透過在特定時辰進行耳部按摩或針對性的經絡運動，可以促進耳朵和相關內臟的健康。

前文不斷提到「腎開竅於耳」，其實人體中的很多器官，在耳朵上都能找到與之對應的穴位刺激點，通過按摩耳朵，能很好地掌握人體內的器官組織是否發生病變。腎經在人體健康中充當著「清潔工」的角色，能及時為人體代謝、排出廢物，所以一旦腎經出現問題，各種疾病便會找上門，影響著全身的正常工作。其中，對於女性而言，每個月的月經也是導致腎氣虧損的主因，倘若不能好好保養，便會導致身體機能退化，從而加快衰老的速度。

針對這些情況，我們只要在睡覺之前揉捏耳朵，就能很有效地達成補腎養生的目的。按摩耳朵時，首先從耳廓開始，不分凹凸高低處，都要揉捏到。如果發現耳廓邊緣處有不明的疼痛或者是不舒服的結帶，則表示此處所對應的身體器官有病變的可能，因此只要多多施以揉捏、使疼痛的症狀減輕，那麼也表明體內的局部病變有好轉的跡象。揉捏完耳廓之後，再用食指與拇指揉捏耳垂，接著向下拉至發熱，大約三分鐘左右就可以了。經常按摩耳朵對補腎很有效益。此外，按摩、揉捏耳朵不僅是一個良好的穴位養腎方法，更是在做疾病判斷的自我推測。所以說經常按摩耳朵，便能輕

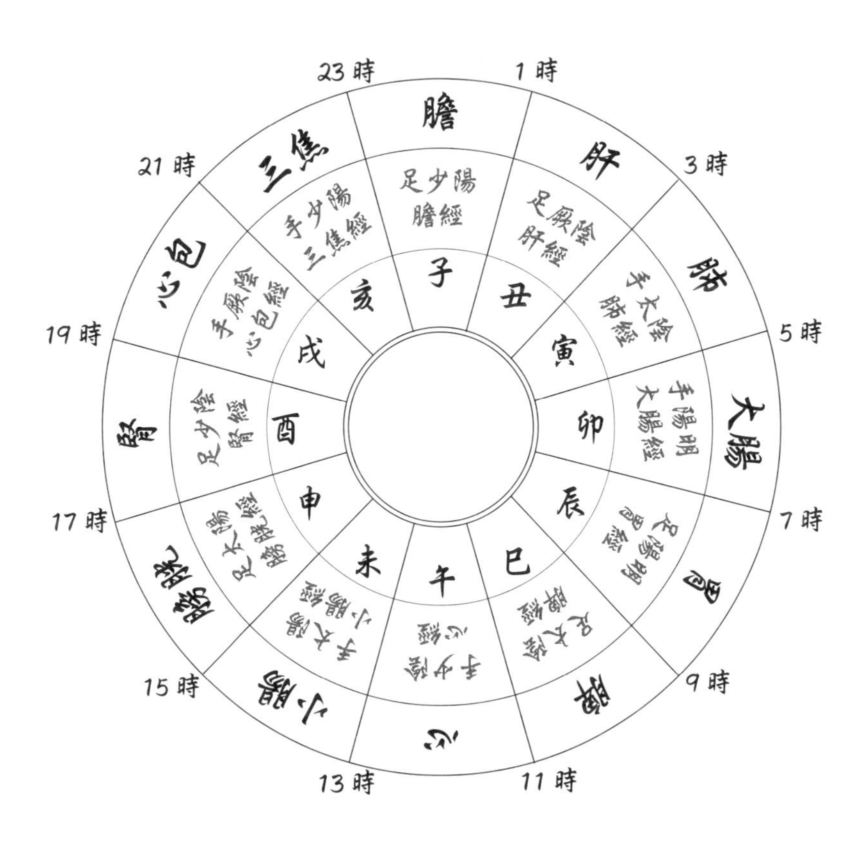
23時
1時
3時
5時
7時
9時
11時
13時
15時
17時
19時
21時
膽
足少陽膽經
子
肝
足厥陰肝經
丑
肺
手太陰肺經
寅
大腸
手陽明大腸經
卯
胃
足陽明胃經
辰
脾
足太陰脾經
巳
心
手少陰心經
午
小腸
手太陽小腸經
未
膀胱
足太陽膀胱經
申
腎
足少陰腎經
酉
心包
手厥陰心包經
戌
三焦
手少陽三焦經
亥

鬆達到補腎養生以及預防疾病的目的。

飲食上，根據五行理論選擇適合自己體質的食物，如腎虛者應多攝入黑色食物；生活方式上，保證充足的休息，避免過度使用耳機，以減少耳朵負擔。根據十二時辰進行耳部的自我按摩或練習特定經絡運動，有助促進耳朵血液循環和經絡暢通。

中醫學提供了一套完整的理論和方法來保養耳朵，通過五行和十二時辰的理解，我們不僅能夠預防耳朵疾病，還能夠從根本上提升耳朵健康。將這些古老的智慧融入我們的日常生活中，是保持良好聽力和整體健康的重要途徑。

中醫傳統治耳有效方

耳鳴這個病，原因多種多樣。有的源於虛，有的源於痰火擋住氣機升降，此時可用「升降散」（出自《溫病條辨》）。

組方：蟬蛻一．五錢，僵蠶一．五錢，薑黃三錢，大黃三錢。

功效：名字叫升降散，可見其有很好的升降氣機、通達三焦之能。它的功能就集中在祛風、去火、祛痰這三方面。其中，蟬蛻祛風清熱，僵蠶祛風化痰，大黃清熱通便，薑黃活血行氣，通經止痛。

【益氣聰明湯】

臨床上，經常會遇到不少耳病如耳鳴、耳聾的患者。除了給其針灸外，常常會配合一些中藥處方。臨床上治療耳鳴耳聾常用的方劑之一就是「益氣聰明湯」。

這首名方出自李東垣的《東垣試效方》：「令目廣大，久服無內外障、耳鳴耳聾之患。又令精神過倍，元氣自益，身輕體健，耳目聰明。主治飲食不節，勞役形體，脾胃不足，得內障，耳鳴或多年目暗，視物不能。」從原文可以看出，它是由脾胃不足而引起的眼病、耳病，臨床上特別常用。

參考用量：黃耆五錢、人參三錢、炙甘草兩錢、升麻三錢、葛根五錢、蔓荊子三錢、白芍五錢、黃柏三錢加減。

功效：參、耆甘溫以補脾胃；甘草甘緩以和脾胃；葛根、升麻、蔓荊輕揚升發，能入陽明，鼓午胃氣，上行頭目，中氣既足，清陽上升，則九竅通利，耳聰而目明矣；白芍斂陰和血，黃柏補腎生水。蓋目為肝竅，耳為腎竅，故又用二者平肝滋腎也。

【清代名醫王清任高效止鳴湯：通竅活血湯】

耳鳴耳聾，一劑千古名方，能化一身瘀血，止耳鳴。

根據中醫理論，瘀血會讓人感覺刺痛，位置固定不移，尤其在夜晚加重。如果頭部的血脈被瘀血阻塞，將會影響頭面部器官，可能導致耳鳴耳聾、頭痛失眠等症狀。

組方：桃仁、紅花、赤芍、川芎、麝香、紅棗、老蔥、生薑和黃酒。

功效：活血化瘀、通腦脈活耳竅、除瘀生新血的功效。桃仁和紅花是活血化瘀的首選藥物。桃仁不僅能破血行滯，還有潤燥的功效；紅花則能在活血化瘀的同時止痛。赤芍主要入肝經，能散瘀止痛，眼乾眼疼。川芎具有活血化瘀、行氣止痛，藥性辛溫，善於走竄全身。麝香則擅長開竅醒神、活血止痛，因腦竅淤阻導致的頭暈、頭痛和失眠。紅棗是補中益氣、養血安神。紅棗可以補充血液，促進新血的生成，避免出現血虛。老蔥、生薑、黃酒則是作為引經藥，引導其他藥物的頭部作用，增強方劑的效果。

【耳聾左慈丸】

又名耳鳴丸、柴磁地黃丸，出於《飼鶴亭集方》，文中言：「耳聾左慈丸治腎水不足，虛火上升，頭眩目暈，耳聾耳鳴等症。六味加磁石三兩，柴胡一兩一錢。蜜丸，每服三錢，淡鹽湯送。」

耳聾左慈丸主治腎陰不足而致的耳聾耳鳴，其症狀主要為：耳聾耳鳴聲音細小，音調較高如蟬鳴，晝夜不息，夜間較甚，兼見頭暈目眩，腰酸發軟，心煩不寐，舌紅，苔少，脈細數等。

【通氣散】

清代名醫王清任治療「耳聾、耳鳴」的奇方。

通氣散為清代名醫王清任所創，云「治耳聾不聞雷聲」、「耳孔內小管通腦，管外有瘀血，靠擠管閉，故耳聾。」通氣散由三味中藥組成，即柴胡、香附各三十克，川芎十五克，共研為末，每用九克，開水沖服，早晚各一次。

中醫開藥處方會根據辨證治療、一人一方、千人千方的原則，每個人身體狀況不同，方藥的組成也會作出相應的調整。定量的方藥並不一定適合所有人。

在中醫古醫籍中記載著很多耳鳴治療的方藥，能夠體現治療特色並被後世醫家所推崇的包括：

治療腎虛所致耳鳴的乾地黃散（《太平聖惠方》），磁石散、鹿茸丸（《聖濟總錄》），大補陰丸（《丹溪心法》），滋腎丸（《醫學正傳》）；治療心腎不交所致耳鳴的兩歸湯來（《辨證錄》）；治療脾胃虛所致耳鳴的調中益氣湯、補中益氣湯、益氣聰明湯（《脾胃論》），歸脾湯（《景嶽全書》）；治療肝膽火熱所致耳鳴的龍薈丸（《丹溪心法》），止喧丸（《石室秘錄》），潤膽湯、止鳴丹（《辨證錄》）；治療心虛血癖所致耳鳴的妙香散（《濟生方》），四物湯加白朮、柴胡，聰耳湯（《醫貫》）；治療風邪外襲所致耳鳴的牛膝煎丸（《聖濟總錄》），芎芷散（《仁齋直指方》），蔓荊子散（《奇效良方》），五苓散加積、橘、姜、蘇（《雜病源流犀燭》）；治療痰火壅結所致耳鳴的大劑通聖散（《丹溪心法》），當歸龍薈丸（《醫學入門》）等。

前已述及，在中醫古籍中很早就有耳鳴的記載。奠定了中醫理論基礎的《黃帝內經》中多處論及耳鳴，認為耳鳴多屬肝、脾、腎、心等臟腑的功能失調所致，為後世醫家認識耳鳴奠定了基礎。自《內經》以後，歷代醫家對耳鳴的病因病機進行了進一步的探索和闡述，在認同《內經》對耳鳴病因病機的認識基礎上，又有了新的發揮。《景嶽全書》提出：「耳鳴當辨虛實。凡暴鳴而聲大者多實，漸鳴而聲細者多虛；少壯熱盛者多實，中衰無火者多虛；飲酒厚味素多痰火者多實，質清脈細素多勞倦者多虛。」耳鳴實證主要有風熱侵襲、肝火上擾、痰火鬱結、氣滯血瘀等證型；虛證主要有腎精虧損、脾胃虛弱、氣血虧虛等證型。相應的治療方劑常用銀翹散、龍膽瀉肝湯、清氣化痰丸、通竅活血湯、耳聾左磁丸、益氣聰明湯等進行化裁。

結語
耳聰目明的奧妙

為何寫這本書呢？或許有些人會覺得，中醫能治療眼耳的毛病嗎？尤其中醫強調整體平衡，注重身心靈和諧，似乎與眼耳健康沒有直接關聯。

所以，當眼睛不舒服或耳朵出現聽覺障礙時，我們總是第一時間想到耳鼻喉科或眼科，卻從未想過中醫的可能性。當有人得知新書是關於耳朵和眼睛時，他們驚訝地問道：「眼睛和耳朵的問題，看中醫有用嗎？」

事實上，眼睛和耳朵是身體的重要視窗，它們的健康直接影響我們生活的質量和情感的豐富度。當你擁有「耳聰目明」，聽得清楚、看得明亮，生活會大不相同喔！

所謂的「耳聰」，指的是我們的聽覺，是我們與世界交流的橋梁。在現代社會的噪音中，尤其是5G時代，網路通訊發達，我們都生活在忙碌中，長時間的噪音刺激對聽覺系統造成的影響不可忽視。在這個資訊爆炸的時代，我們需要更多的耳朵保健知識，讓聽力保持靈敏，遠離噪音的干擾。

而「目明」，則是指我們的視覺，是我們探索世界的視窗。長時間注視電子螢幕，近視、眼睛過度使用，都會對視力造成不同程度的影響。眼睛是一個精細而複雜的器官，我們需要多管齊下保護它，讓視野保持清晰，遠離眼疾的困擾。

耳聰目明的概念不僅是西醫對聽力和視力的檢測，更是中醫整體觀的延伸。在西醫的診斷下，我們習慣將耳朵和眼睛視為獨立的器官，而中醫注重整體平衡，認為身體每一部分相互關聯。眼睛和耳朵不僅是感官，更是身體和心靈的窗口。

中醫學是探索身心平衡智慧的工具。保護眼耳不是一勞永逸的事情，而是一場持久戰。隨著現代生活節奏的加快，我們的眼睛和耳朵更容易受到各種壓力的影響。因此，我們需要更多的保健知識，讓耳朵聽得更清楚，眼睛看得更明亮。

在中醫的世界中，我們將不僅僅是治療症狀，更是追求整體健康。就像古文中所說：「齊明而不竭，聖人也。」透過對身心的深刻觀察，我們能夠更好地瞭解自己，走向聰明而有智慧的生活。

眼睛與耳朵的保健不應只是西醫的範疇，中醫提供更全面的解決方案。透過飲食、中藥、按摩、氣功等方法，我們能夠從根本上改善視聽健康。為了更深入地探討眼耳保健的奧妙，我們必須回溯到中醫的根本經典之一，即《黃帝內經》。這部古老而至今仍然具有深遠影響的中醫經典，對於耳目的重要性給予了深刻的闡釋。

在《黃帝內經．靈樞經》中，有一篇講述「五音五味」和「五志五臟」的章節。這裡提到：「肝主目，心主神，脾主思，肺主悲，腎主恐。」這裡所謂的「目」即眼睛，其與心臟有著密切的聯繫，由心主神，而心的主宰是情緒。因此，中醫認為情緒的平衡對於眼睛的健康至關重要。

同樣地，在《黃帝內經．素問》中，提到了「耳目之使，靈藏焉。」耳朵與眼睛被視為靈感知的重要器官，它們的功能不僅僅是生理上的，更涉及到精神和靈性的層面。耳聰目明，不僅僅是感官的靈敏度，更是身心靈的和諧。

中醫強調五臟六腑的平衡，視之為身體健康的基石。在經典的醫學理論中，眼耳不僅是感官器官，更是反映身體內臟腑狀態的窗口。因此，當眼睛不舒服或耳朵出現聽覺障礙時，中醫師會從整體的角度來考慮，追求身心的和諧平衡。

我們進入中醫的視野，可以發現其獨特的觀點和治療方式。在這本書中，我分享了中醫對眼耳保健的獨到見解，並提供實用的保健建議。這不僅是一場對視聽器官的保護，更是一次對身心靈平衡的追求。

作為一位中醫師，我深深感受到中醫學的博大精深。中醫注重整體觀念，認為身體的每一個部分都相互關聯，影響著整個生命的平衡。因此，我決定將中醫的理念融入眼耳保健，提供更全面、更具深度的健康建議。

附錄一

養成耳聰目明的生活習慣

在中醫理論中，人體的健康狀態與自然界的五行相生相剋原理及日夜十二時辰的運行密切相關。特別是對於眼睛和耳朵這兩個感知外界的重要器官，它們的健康直接關聯到肝腎功能以及氣血的流通狀況。肝在中醫學中負責開竅於目，意味著肝的健康直接影響到眼睛；而耳朵的健康則與腎功能緊密相連。因此，培養良好的生活習慣，並遵循中醫的五行理論與十二時辰養生法則，對於維護眼睛與耳朵的健康至關重要。

一、**避免熬夜：肝膽養生的關鍵時刻**

中醫認為夜間十一點至凌晨三點為肝膽排毒和自我修復的關鍵時刻，這一時段應處於深度睡眠狀態。熬夜會直接傷及肝氣，進而影響肝血的生成與分配，最終影響眼睛的濕潤度和視力健康。養成早睡早起的習慣，對於促進肝腎健康、維護眼睛和耳朵的良好狀態非常關鍵。

二、均衡飲食：五行飲食的和諧

根據五行理論，人體健康的維持需平衡木、火、土、金、水五行元素。飲食上應遵守五行顏色搭配原則，即食用代表木（綠色）、火（紅色）、土（黃色）、金（白色）、水（黑色）的食物。例如，食用綠色蔬菜可滋養肝木，紅棗和胡蘿蔔有助於補充心火，黑豆和黑芝麻則滋補腎水，這對眼睛和耳朵的保養具有積極效果。

三、適量運動：氣血調和的重要性

遵循中醫十二時辰養生原則，每日應進行適量體育活動以調節身心，例如練習太極、八段錦等。這些運動有助於促進氣血調和、增強體質，尤其太極拳不僅能夠增強身體健康，還能調理肝氣，對眼睛保養尤為有益。

四、限制電子產品使用：護眼護耳的關鍵

現代生活中，長時間使用電子產品成為了影響眼睛和耳朵健康的一大殺手。中醫學強調適度使用眼睛和保持耳朵清潔，降低耳機音量和使用時間，定期遠眺放鬆眼睛，並進行眼部與耳部的按摩，有助於緩解眼耳疲勞。

五、良好心態：情志的平衡

《黃帝內經》指出，情緒波動直接影響到臟腑的功能。保持積極樂觀的心態，避免情緒過度波動，對於調和肝氣、保養眼睛與耳朵具有重要作用。可透過冥想、瑜伽等方式放鬆心情，調節情緒。

六、良好作息：遵守自然節律

遵循中醫十二時辰養生法則，如在子時（夜間十一點至凌晨一點）前睡眠，能夠最大限度地配合人體自然生理節律，達到最佳養生效果。

總之，活出好看好聽的人生，不僅需要注意保養眼睛和耳朵的具體方法，更需要從日常生活的每一個細節入手，培養良好的生活習慣，遵循中醫的五行理論和十二時辰養生之道，從根本上促進身體健康，提高生活品質。

通過上述生活習慣的調整，不僅能夠活出一個健康、精采的人生，更能讓眼睛和耳朵在這個美好人生中，發揮出應有的光彩。記住，健康的生活方式是長壽和高質量生活的基石，讓我們從今天開始，為自己和家人創造一個更加健康、快樂的生活環境吧！

附錄二
挑選耳聰目明的食材

在中醫學中，耳朵和眼睛被視為與身體內部器官有著密切相關的重要器官。耳朵按照中醫理論與腎相聯繫，而眼睛則與肝臟有著密切的關係。因此，通過調養肝腎，可以達到耳聰目明的效果。

為了維持眼睛和耳朵的健康，選擇有益的食物至關重要。以下是十種對眼睛和耳朵特別有益的食物或食材，它們富含維生素、礦物質和其他營養素，能夠幫助保護視力和聽力。

一、十大護眼養耳的食材

(1) 深綠葉蔬菜：如菠菜、羽衣甘藍和芥蘭，富含葉黃素和玉米黃質。這些抗氧化劑對於保護眼睛中的黃斑部十分重要，有助於過濾有害的藍光，預防黃斑部病變等眼部疾病。此外，它們還含有豐富的維生素C和E，有助於減少自由基對眼睛的損害。

(2) 橙色蔬果：如胡蘿蔔、甜椒、南瓜和芒果，含有豐富的β-胡蘿蔔素，這是維生素A的前驅物，對維持視網膜健康和夜間視力至關重要。維生素A還有助於預防乾眼症和夜盲症。

(3) 深海魚：如鮭魚、鯖魚和鮪魚，是優質的Omega-3脂肪酸來源。Omega-3脂肪酸有助於減少眼睛乾澀，預防和減緩年齡相關黃斑部病變的發展。對於耳朵健康，Omega-3脂肪酸也能夠減少內耳的血管炎症，有助於預防聽力下降。

(4) 堅果和種子：如核桃、亞麻籽和葵花籽，同樣富含Omega-3脂肪酸和維生素E。維生素E是一種強效抗氧化劑，可以保護眼睛免受自由基的損害，減緩眼部老化。對耳朵來說，維生素E的抗氧化性質有助於保護聽力，預防因年齡增長引起的聽力損失。

(5)全穀類和豆類：如糙米、燕麥和黑豆，含有豐富的鋅和其他礦物質，對眼睛健康至關重要。鋅有助於維持視網膜的功能和保護眼睛免受光損害。此外，這些食物中的維生素B群（尤其是B 12）也有益於維持神經健康和聽力。

(6)藍莓：藍莓富含抗氧化劑，特別是花青素，能幫助加強血管壁，改善血液循環，對於保護眼睛的視網膜有顯著效果。花青素也被認為能夠幫助減緩眼睛疲勞和提高夜視能力。

(7)雞肉：雞肉是優質蛋白質的來源，也含有維生素B 12和鋅等對眼睛有益的營養素。維生素B 12有助於維持眼睛神經的健康，而鋅則對於維持視網膜的功能至關重要，有助於保護視力。

(8)牛肉：牛肉中的鋅含量豐富，鋅是一種重要的微量元素，協助保持眼睛和耳朵的健康。鋅對於維持視網膜健康，和促進維生素A從肝臟運輸到視網膜形成視紫質（一種幫助眼睛在低光環境中看到的蛋白質）相當重要。

(9)番茄：番茄富含維生素C和番茄紅素，後者是一種強大的抗氧化劑，有助於保護眼睛免受光損傷，減緩黃斑部病變的發展。維生素C也能預防白內障和促進眼睛健康。

(10)大蒜：大蒜含有硫化物和抗氧化物質，可以幫助保護眼睛免受氧化損傷和提高免疫力。此外，大蒜對於改善血液循環也有好處，這對於保持耳朵健康，尤其是預防聽力下降相關的微血管疾病有正面作用。

這些食材不僅美味，而且富含對眼睛和耳朵有益的營養素，可以作為日常飲食的一部分，幫助維護和改善視聽健康。不過，保持均衡的飲食和健康的生活方式對於促進整體健康更為關鍵。

二、十大護眼養耳的中藥材

(1)枸杞：枸杞是對眼睛特別有益的中藥材，富含抗氧化劑、維生素A和C，以及重要的微量元素鋅，這些成分有助於保護視網膜，改善視力，特別是在滋補肝腎、改善視力模糊和預防老化相關眼疾方面具有顯著效果。

(2) 菊花：菊花性質涼爽，能夠清肝熱，明目消炎。常用於治療眼睛疲勞、乾澀、紅腫等症狀，尤其對於長時間使用電腦引起的眼部不適有良好的緩解作用。

(3) 桑葉：桑葉因其清肝明目的特性，被廣泛用於治療眼睛乾澀、發紅和視力模糊等問題。它含有的抗氧化物質可以幫助保護眼睛免受自由基的損害，從而維持眼睛健康。

(4) 決明子：決明子具有清肝明目的功效，常用於治療因肝火旺盛引起的眼睛紅腫疼痛、頭暈頭痛以及視力模糊等症狀。它也能幫助緩解由於長時間用眼造成的眼睛壓力。

(5) 蒲公英：蒲公英具有清熱解毒的功效，對於治療因內熱導致的眼睛紅腫、疼痛有良好效果。它也被用於一些耳朵發炎和感染的治療中。

(6) 生地黃：生地黃對於滋養肝腎、增強血液循環具有顯著作用，有助於改善因肝腎陰虛引起的眼睛乾澀和視力模糊。

(7)何首烏：何首烏被認為能滋補肝腎，對於預防和治療因肝腎不足導致的視力下降和頭暈耳鳴有一定效果。

(8)茯苓：茯苓能夠促進體內水液代謝，減少眼睛浮腫，並有助於改善因內濕引起的聽力問題，如耳鳴和聽力模糊。

(9)黃芩：黃芩具有清熱瀉火、解毒的功效，對於治療眼睛發炎、紅腫等症狀非常有效，同時也有助於改善耳朵感染。

(10)山藥：山藥能夠滋補脾胃，補益肝腎。它對於增強眼睛和耳朵的功能，特別是改善因脾胃虛弱引起的視聽疲勞有幫助。

這些中藥材可以通過不同的方式來使用，包括泡茶飲用、煎湯或與其他藥材結合使用。然而，使用中藥材前最好諮詢專業中醫師，以便根據個人體質和健康狀況進行個性化調理。

附錄三

養眼護耳食譜

一、枸杞菊花雞湯（二人份）

⊙材料 雞腿肉一五〇克，枸杞子十五克，乾菊花十克，薑三片。

⊙做法 雞腿肉洗淨，切塊，用開水汆燙後，再將雞肉、枸杞、菊花和薑片一同放入鍋中，加入適量清水。大火燒開後轉小火燉煮一至二小時，加鹽調味即可。

⊙功效 枸杞子被認為能滋補肝腎、明目，對於改善視力有很好的效果。菊花清熱解毒、平肝明目，適合眼睛疲勞或乾澀。雞肉富含優質蛋白質和必需氨基酸，能增強體質。這道湯結合了三者的優點，既能補充體力，又能改善眼睛健康，適合長時間使用電腦的人群。

二、枸杞紅棗烏骨雞湯（二人份）

⊙**材料** 烏骨雞半隻、枸杞子二十克、紅棗十顆、薑幾片。

⊙**做法** 烏骨雞洗淨切塊，紅棗去核，枸杞子稍微洗淨。鍋中加水，放入烏骨雞、紅棗、薑片，大火煮開後轉小火慢燉兩小時。最後十分鐘加入枸杞子，煮熟後加鹽調味。

⊙**功效** 烏骨雞補中益氣，枸杞子和紅棗能滋補肝腎，對眼睛特別有益，有助於緩解眼睛疲勞與提高視力。

三、**菠菜炒核桃**（二人份）

⊙材料　新鮮菠菜三百克，核桃仁五十克，蒜末少許。

⊙做法　菠菜洗淨切段，核桃仁備用。鍋中加油，加熱後下蒜末爆香，再加入核桃仁翻炒至微黃。加入菠菜快速翻炒，加適量鹽調味後即可起鍋。

⊙功效　菠菜富含鐵質、維生素A和葉酸，有助於預防貧血，保護視網膜健康，提高夜視能力。核桃含有豐富的Omega-3脂肪酸和抗氧化劑，能增強腦力和記憶，同時也對眼睛有益。這道菜結合了兩者的營養，有助於促進視力健康及腦部功能。

四、黑豆排骨湯（二人份）

⊙材料 排骨二五〇克，黑豆五〇克，薑三片。

⊙做法 排骨洗淨，用開水焯水去血沫。黑豆提前浸泡幾小時。將排骨、黑豆和薑片放入鍋中，加入適量清水。大火燒開後轉小火燉煮兩小時，加鹽調味即可。

⊙功效 黑豆富含蛋白質、鐵質和維生素B群，能滋補腎氣、養血益耳。排骨含有豐富的鈣質和膠原蛋白，有助於強化骨骼和改善聽力。薑片則有助於驅寒增溫，促進血液循環。這道湯品適合腎虛引起的耳鳴、耳聾，以及寒冷季節補身養生。

五、木耳炒豬肝（二人份）

⊙材料 豬肝一〇〇克，黑木耳五〇克，薑末少許。

⊙做法 豬肝切片，黑木耳提前泡發洗淨。鍋中加油加熱後下薑末爆香，加入豬肝快速翻炒至變色。加入黑木耳繼續翻炒，加適量醬油、鹽調味後即可起鍋。

⊙功效 黑木耳含有的植物膠質能清理血管內的垃圾，改善血液循環，對耳朵健康有益。豬肝富含鐵質和維生素A，能有效預防貧血，增強視力。這道菜結合了兩者的營養，有助於補血養肝，改善耳鳴和視力下降問題。

六、薑絲炒牛肉（二人份）

⊙**材料** 牛肉片一五〇克、薑一小塊、蔥一根。

⊙**做法** 薑切絲，蔥切段。牛肉片用醬油、米酒稍微醃漬。熱鍋加油，先爆香薑絲，再加入牛肉快速翻炒至熟，最後加入蔥段，快炒幾下後起鍋。

⊙**功效** 牛肉補中益氣，薑能溫中散寒，有助於促進血液循環，增強耳朵的功能。

七、羊肉燉蓮子（二人份）

⊙材料　羊肉二〇〇克、蓮子五〇克（事先泡軟）、紅棗十顆、薑幾片。

⊙做法　羊肉切塊，用開水快速汆燙去血水。把羊肉、蓮子、紅棗和薑片放入燉鍋，加入適量清水。大火煮沸後轉小火慢燉兩小時，加鹽調味。

⊙功效　羊肉性溫，有助於暖身補血；蓮子滋補心腎，有助於改善聽力下降和耳鳴。這道菜適合寒冷季節補身。

八、枸杞菊花茶

⊙材料 枸杞子十克，乾菊花五克。

⊙做法 將枸杞子和乾菊花放入茶杯，加入開水沖泡，蓋上蓋子燜五分鐘即可飲用。

⊙功效 結合枸杞的滋補肝腎、菊花的清肝明目功效，這款茶飲適合長時間用眼的人，幫助緩解眼睛疲勞和乾澀。

九、黑芝麻核桃茶

⊙材料　黑芝麻三〇克、核桃仁二〇克、紅糖適量。

⊙做法　將黑芝麻和核桃仁磨成粉，加紅糖用開水泡成茶飲。

⊙功效　黑芝麻和核桃都能滋補腎氣，對於改善耳鳴、耳聾有一定的幫助。

附錄四

按出亮眼及悅耳的人生

在中醫學中，眼睛和耳朵不僅是感官器官，它們的健康狀態也反映了身體內部的氣血和陰陽平衡。通過刺激特定的穴位，我們可以促進氣血流通，從而達到養眼和護耳的效果。下面將介紹一些基本的穴位，以及如何進行按摩，幫助大家「按出亮眼及悅耳」的人生。

一、保養眼睛的穴位

・**攢竹穴**

位置：位於眉頭內側，眉毛的起始處。

功效：此穴位對於舒緩因長時間注視電腦或讀書導致的眼睛疲勞、眼睛乾澀、視力模糊等症狀非常有效。同時，它還能緩解眼周細紋，對於頭痛有良好的緩解作用，特別是由於眼睛疲勞引起的頭痛。

按摩方法：用食指的指腹輕輕定位於攢竹穴上。輕輕進行按壓，同時以順時針方向輕輕打圈按摩。每個方向轉動大約三十秒至一分鐘，整個過程保持呼吸平穩，重複一至兩分鐘。按摩時應

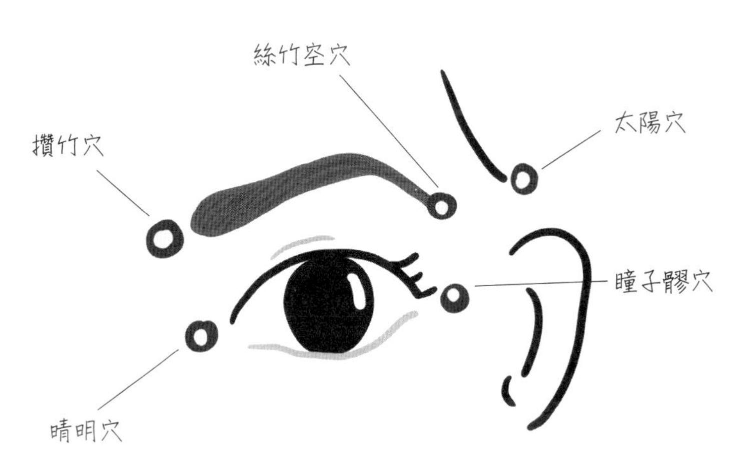

感覺到舒適溫熱，避免過度用力導致不適。

・睛明穴

位置：眼睛內角上凹陷中。

功效：睛明穴是提升眼部健康的關鍵穴位之一，有助於緩解眼睛疲勞、減輕眼乾眼澀及眼睛腫脹，並且對於促進眼部血液循環，改善視力模糊有顯著效果。

按摩方法：使用乾淨的手指，輕輕定位於睛明穴上。使用食指和中指的指腹，輕柔地進行按壓，並輕輕地進行小範圍的打圈按摩。可以交替進行順時針和逆時針方向的按摩，每個方向持續約三十秒至一分鐘。整個過程中，應感到放鬆和舒適，避免用力過猛。

・絲竹空穴

位置：眉毛結束點的凹陷處。

功效：絲竹空穴不僅對於緩解眼睛疲勞和壓力非常有效，還能幫助改善眼部血液循環，對於減少眼袋和黑眼圈也有幫助。此外，按摩絲竹空穴也能夠緩解與眼部相關的頭痛和偏頭痛。

按摩方法：潔淨雙手後，使用食指輕輕地定位於絲竹空穴。輕輕按壓此穴位，同時輕輕向外部打圈，以輕柔的力度進行按摩。每次按摩時順時針和逆時針各轉動三十秒至一分鐘，整個過程應感到舒適，幫助放鬆眼部肌肉，避免施加過大壓力。

・瞳子髎穴

位置：在面部，眼睛外眼角旁，當眼眶外側緣處。

功效：瞳子髎穴對於緩解眼睛乾澀、疲勞有顯著的效果，特別是對於長時間使用電子產品導致的眼部不適。此穴位的按摩有助於促進眼部血液循環，減少眼睛紅腫和異物感。

按摩方法：輕輕將食指放在穴位上，進行輕柔的圓周按摩或輕輕按壓。每邊眼睛持續按摩約一至兩分鐘，按摩時應感覺舒適，避免過度用力。

・太陽穴

位置：兩側外眼角延長線的上方，兩眉梢後凹陷處。

功效：太陽穴不僅對於緩解眼睛疲勞有益，還能幫助減輕頭痛、頭暈和眼睛壓力。對於改善眼睛周圍的血液循環，緩解因緊張或壓力導致的眼部不適有明顯效果。

按摩方法：使用食指或中指輕輕定位於太陽穴，進行輕柔的圓周按摩或輕推。每次按摩約一至二分鐘，可依個人舒適程度適當調整按摩力度和時間。

在進行上述穴位按摩時，建議保持心情放鬆，選擇一個安靜舒適的環境，這樣不僅能夠最大化按摩的效果，同時也有助於緩解心理壓力，促進身心健康。這五個穴位的按摩，可以作為日常的眼部保養習慣，幫助緩解眼睛疲勞和壓力，提升眼部健康。然而，如果眼睛問題持續或加重，建議尋求專業醫療幫助。在進行穴位按摩時，重要的是要確保手部清潔，避免對眼睛造成不必要的刺激或傷害。

二、保養耳朵的穴位

耳朵的保養有以下相對重要的三個穴道，大家一定要知道，平時只要多按摩，都能達到改善耳朵相關的疾病的功效。

・聽宮穴

位置：耳屏正中前緣凹陷，在耳門與聽會穴之間。張口時呈凹陷處。

功效：這個穴位特別有助於改善聽力問題，對於那些經常感到耳鳴或耳朵有堵塞感的人來說，按摩此穴可以帶來舒緩效果。

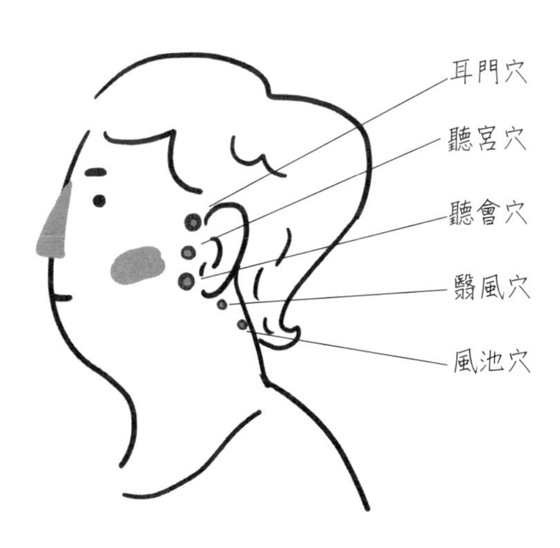

按摩方法：請用您的食指或中指輕放在這個凹陷上，然後輕輕做旋轉按摩動作。想像您是在用指尖畫小圈，持續一至兩分鐘。按摩時應感到放鬆而舒適。

・耳門穴

位置：耳門穴位於人體的頭部側面耳前部，耳珠上方稍前缺口陷中，微張口時取穴。在聽宮穴的稍上方；微張口，先取聽宮穴，當聽宮穴直上〇・五寸處的凹陷中，按壓有酸脹感。

功效：按摩耳門穴可以幫助緩解耳鳴，同時對於預防感冒也有一定的幫助，特別是對於改善耳部血液循環非常有效。

按摩方法：使用您的拇指和食指輕輕夾住這個穴位，然後進行輕柔的按摩動作，每次持續約一至兩分鐘。動作要輕柔，避免過度用力。

・風池穴

位置：正坐，後腦勺下兩條大筋外緣陷窩中，與耳垂齊平處即是風池穴。

功效：風池穴是一個非常有用的穴位，對於舒緩頭頸部的緊張，改善耳鳴和頭痛有顯著的效果。

按摩方法：請用您的食指和中指輕輕按壓此穴，然後進行輕柔的按摩，可以是小圈按摩或輕推按摩，每次一至兩分鐘。

為了進一步促進耳朵健康，除了上述三個穴道外，這裡補充三個對耳朵保養同樣重要的穴道：

・聽會穴

位置：正坐，耳屏下緣前方，張口有凹陷處即是聽會穴。

功效：聽會穴對於改善聽力下降和耳鳴有幫助，尤其對於因長時間暴露於噪音環境導致的聽力問題特別有效。

按摩方法：使用食指或中指輕輕按壓此穴位，可以輕輕做圓周運動或輕輕按壓，每次持續一至兩分鐘。按摩時應該感到舒適，無疼痛感。

・**神門穴**

位置：神門穴位於手腕處，掌心朝向自己時，由小指向下延伸到手腕關節的橫紋處，有個骨頭之間的凹陷處。或是將手腕橫紋六等分，靠近小指側六分之一的肌腱凹陷處就是神門穴。

功效：雖然神門穴位於手腕，但它在

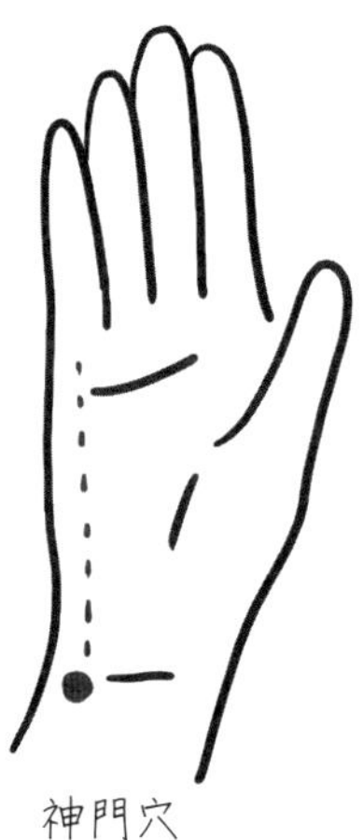

神門穴

中醫中被認為對於調節心神、緩解壓力和焦慮有顯著效果，間接有助於改善因壓力導致的耳鳴和睡眠問題。

按摩方法：使用另一隻手的拇指輕輕按壓神門穴，進行輕柔旋轉或前後滑動的按摩，每次持續約一至兩分鐘。這個動作有助於放鬆身心，對耳鳴和睡眠品質有間接改善作用。

・翳風穴

位置：在耳垂後耳根部，把耳垂向後一按，按壓在頸側部的皮膚上，耳垂後面邊緣上就是翳風穴。

功效：翳風穴屬手少陽三焦經，是手少陽經和足少陽經的交會穴，這兩條經脈皆有分支「從耳後，入耳中」，而翳風穴的位置就位於耳後，所以它還是治療耳部問題的「特效藥」。

當出現聽力減退、耳鳴等症狀，與內耳血液循環減弱、內熱旺盛有一定的關係，而按摩翳風穴可增加耳部的血液循環，散去耳道裡堆積的內熱邪氣，緩解耳鳴耳聾的症狀。

「翳」字的本義，就是指用羽毛做的大扇子，即遮擋風邪的羽扇。人體的耳垂就像是蒲扇一樣，為這個穴位擋住了前面來的風，所以稱之為「翳風穴」。臨床主要治療口眼歪斜、牙關緊閉、齒痛、頰腫、耳鳴、耳聾等頭面五官疾患。

按摩方法：用雙手拇指或食指緩緩用力按壓穴位，緩緩吐氣；持續數秒，再慢慢地放手，如此反覆操作，或者手指著力於穴位上，做輕柔緩和的環旋（逆時針、順時針）轉動。有輕微的酸麻感，配合緩緩吐氣，每次按摩三至五分鐘，一天可做三到五次，長期堅持，可緩解耳朵鳴叫、雜音、聽力下降、預防耳病，保護我們的耳朵；因位於三焦經少陽經交會穴，可以利水安神、開竅清熱，更因位於頸部淋巴結處，還有益氣、散結、補陽、瘦小臉的效果！

透過這些簡單的按摩步驟，不僅能幫助改善耳朵的健康狀態，也能促進整體身體的放鬆和血液循環。建議每天堅持進行，特別是在洗澡後或睡前，這樣不僅能增強穴位的刺激效果，還能幫助您更好地放鬆，享受健康的生活。

另外，在中醫理論中，除了針對特定器官的穴位外，還有一些重要的大穴位，通過五行相生的道理，也對身體的整體健康和器官功能有著顯著的調節作用。這些穴位的按摩不僅能夠增強眼睛和耳朵的健康，同時也能促進身體各系統的和諧運作，達到預防疾病、調和身心的目的。

三、護眼悅耳的重要大穴位

・太溪穴

位置：位於足內側，內踝後方與腳跟骨筋腱之間的凹陷處。

功效：太溪穴是腎經的重要穴位，腎主水，與耳朵的健康密切相關。按摩此穴有助於補腎強聽，對於耳鳴、耳聾有一定的輔助治療效果。

按摩方法：用拇指按壓此穴位，輕輕打圈按摩三到五分鐘。

・肝俞穴

位置：位於背部，當第九胸椎棘突下，旁開

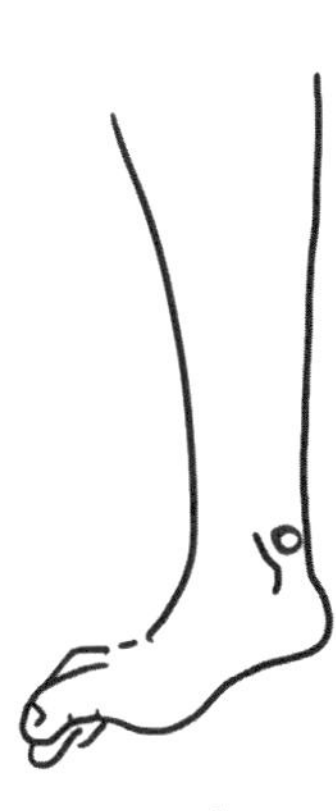

太溪穴

一・五寸處。

功效：肝俞穴直通肝膽，肝開竅於目。此穴位有助於疏肝解鬱，對於緩解眼睛疲勞、改善視力模糊有幫助。

按摩方法：可以請他人用掌根或食指、中指的指腹，輕輕按壓並進行按摩，每次三到五分鐘。

・足三里穴

位置：位於小腿前側，當膝蓋骨下緣向下四橫指（約三寸），脛骨前脊旁開一橫指處。

功效：足三里穴是增強身體免疫力、調節脾胃的要穴。強脾健胃，有助於全身氣血充足，從而為眼睛和耳朵提供充足的營養和能量。

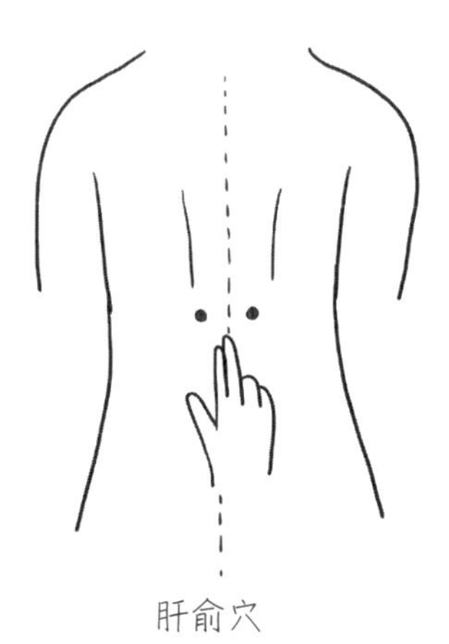
肝俞穴

足三里穴

按摩方法：用食指、中指和無名指的指腹，對此穴位進行輕輕按壓和打圈按摩，每次三到五分鐘。

根據五行相生（木、火、土、金、水）的原則，木生火、火生土、土生金、金生水、水生木，這種相生關係反映在人體上，即可通過相應的穴位按摩來調節相關器官的功能。例如，肝屬木，心屬火，脾屬土，肺屬金，腎屬水，透過調節這些穴位，可以達到相生相養的效果，從而促進全身健康。

這些重要的大穴位和五行相生的道理，提供了一個全面調養身體、保養眼睛和耳朵的方法。通過日常的穴位按摩，我們不僅可以提升特定器官的健康，還能夠促進身體整體的氣血流通和陰陽平衡，達到預防疾病和促進健康的目的。記住，穴位按摩是一種簡便易行、無副作用的自我保健方法，堅持進行，必能收到良好的健康效益。

附錄五

跟著做，動出好看好聽的生命

在傳統中醫學中，眼睛和耳朵不僅是感官器官，它們的健康狀態也反映了身體內部的氣血和陰陽平衡。透過日常的保養功法，我們可以有效地促進氣血流通，進而達到養眼和護耳的目的。以下是一些基本的保養眼睛和耳朵的方法，包括具體的操作步驟和預期的功效。

一、眼睛保養功法

(1) 目光遠眺法

做法：選擇一處開闊的場所，直立站穩，雙眼平視遠方，選取一個固定點專注凝視數分鐘。

時間：每天早晚各一次，每次約五到十分鐘。

功效：幫助放鬆眼肌，促進血液循環，減緩眼睛疲勞。

(2) 眼球轉動法

做法：坐或站姿，保持頭部不動，用眼珠向上下左右及斜角度轉動，每個方向轉動五次，然後順時針和逆時針方向轉動。

時間：每天兩到三次，每次約五分鐘。

功效：鍛練眼肌，提高眼部血液循環，預防眼睛疲勞和近視。

(3) 按摩太陽穴

做法：用雙手的食指和中指輕輕按壓太陽穴，輕柔地順時針和逆時針方向按摩。

時間：每天早晚各一次，每次按摩一至兩分鐘。

功效：幫助緩解眼部壓力和頭痛，促進眼部血液循環。

(4) 太極拳

做法：透過緩慢而流暢的太極拳動作，幫助調和全身氣血，放鬆心情，釋放壓力。

時間：每天練習三十分鐘至一小時。

功效：太極拳對肝有益，而肝開竅於目，因此，練習太極拳有助於養肝明目，對預防眼疾有良好效果。

(5) 熱敷眼部

做法：使用溫熱的毛巾敷在閉合的眼睛上，保持約五分鐘。

時間：每天一到兩次，特別是在長時間使用電腦或閱讀後。

功效：熱敷可以幫助放鬆眼部肌肉，緩解眼睛疲勞和乾澀。

二、耳朵保養功法

(1) 耳朵按摩法

做法：用雙手的食指和拇指輕輕揉搓耳朵，從耳垂開始，逐漸向上至耳廓，再從上至下輕輕拉扯耳垂。

時間：每天兩到三次，每次約三到五分鐘。

功效：刺激耳朵的穴位，促進局部血液循環，增強聽力，緩解耳鳴。

(2) 耳後敲打法

做法：用拳頭輕輕在耳後的肌肉上敲打，從耳下方開始，向上至耳尖附近。

時間：每天一到兩次，每次約一至兩分鐘。

功效：促進耳後區域的血液循環，有助於緩解頭痛和改善耳鳴。

(3) 拉耳朵

做法：輕輕拉扯耳垂，先向下拉，然後向上、向外輕輕拉扯，最後輕輕地旋轉耳垂。

時間：每天兩到三次，每次約兩到三分鐘。

功效：通過拉扯刺激耳朵，有助於放鬆耳朵周圍的肌肉，促進耳部血液循環，預防聽力下降。

(4) 熱敷耳朵

做法：使用溫熱的毛巾輕輕敷於耳朵周圍。

時間：每天一次，每次約五分鐘。

功效：熱敷可以幫助緩解耳朵疲勞和緊張，對於改善耳鳴和預防聽力下降有一定的效果。

三、保養眼與耳的瑜珈式

瑜伽不僅能夠提高身體的柔韌性和力量，還能夠對眼與耳的健康有所幫助。以下是幾個具體的瑜伽體式，以及它們如何有益於眼睛和耳朵健康的詳細說明：

(1) 獅子式

做法：跪坐，膝蓋分開，將手掌放在膝蓋上，指尖向外。深吸一口氣，開口吐氣時，伸出舌頭，試圖觸及下巴，同時發出「哈」的聲音模仿獅子吼叫。這個動作可以重複數次。

優點：這個體式有助於釋放面部和喉嚨的緊張，通過促進面部血液循環，間接改善眼睛的血液供應，對耳朵也有放鬆效果。

(2) 肩立式

做法：平躺於瑜伽墊上，雙腳合併，逐漸抬起雙腳，直到身體從腳到肩形成直線，並用手背支撐腰部。保持這個姿勢幾次深呼吸，然後慢慢降下雙腳。

優點：這是一種倒立姿勢，有助於促進頭部的血液循環，對於緩解眼睛疲勞、提高眼睛健康特別有益。

(3) 魚式

做法：平躺，雙腳伸直，手掌向下放在身體兩側。吸氣時，用手肘推地，抬起上半身，頭後仰，使頂部輕輕觸地。胸部完全打開，深呼吸。

優點：這個體式能夠開啟胸腔，促進深呼吸，改善頭頸部的血液循環，對耳朵的健康特別有利，有助於促進耳內血液供應，緩解耳鳴。

(4) 樹式

做法：站立，一腳保持固定，另一腳腳掌貼於固定腿的大腿內側，雙手合十於胸前或上舉過頭。保持平衡，專注於一點，深呼吸。

優點：這個體式要求保持身體平衡，對於改善耳朵的平衡功能有顯著效果。平衡感受主要來自於內耳，因此透過平衡訓練能夠加強耳朵的健康。

進行這些瑜伽體式時，重要的是要注意呼吸的同步，並根據自身的能力進行調整。持續的練習不僅能夠改善眼睛和耳朵的功能，還能提高整體的身心健康。

透過這些日常的保養功法，既能夠幫助維持眼睛和耳朵的健康，同時又有助於促進全身的血液循環和氣血平衡，達到提高生活品質的目的。記得在執行這些功法時，要根據個人的具體情況進行適量調整，避免過度用力，以免造成不必要的傷害。

附錄六
眼與耳的Q&A

眼皮跳是有壞事發生？你還在這麼以為嗎？請看下列這三十題有關眼睛的誤解。

Q1 眼皮一直跳是有壞事發生？

A：眼皮跳與民間迷信無關，通常是因為疲勞、壓力或缺乏睡眠引起的，並不預示任何壞事。

Q2 永遠消不掉的黑眼圈？

A：黑眼圈可能因遺傳、疲勞熬夜失眠、氣血不足，體質偏寒、寒凝血滯，過度用眼、或血液循環不良等因素形成。通過改善生活習慣和調整體質、運動可以有所好轉，但某些情況下可能難以完全消除。

Q3 經常洗眼對眼睛有害嗎？

A：適度清潔眼睛可以去除異物和分泌物，但過度洗眼反倒可能刺激眼睛，造成不適。

Q4 長針眼是偷看別人上廁所？

A：長針眼（麥粒腫）是一種常見的眼瞼感染，與偷看別人無關，主要是由細菌感染引起。

Q5 眼睛問題會遺傳嗎？

A：某些眼睛問題如近視、青光眼和白內障等有遺傳傾向，但環境因素和生活習慣也扮演重要角色。

Q6 雷射手術人人都能做嗎？

A：不是每個人都適合進行雷射眼睛手術。需要進行全面的眼部檢查，評估角膜厚度、視力穩定性等因素。

Q7 眼鏡戴久了造成眼球突出？

A：戴眼鏡不會造成眼球突出。眼球突出多由其他眼部疾病如甲狀腺眼病引起。

Q8 眼睛紅血絲很多怎麼辦？

A：眼睛出現紅血絲可能是疲勞、乾燥或外部刺激的反應。休息眼睛、使用人工淚液和避免刺激源有助於緩解。

Q9 瞳孔異常是怎麼回事？

A：瞳孔大小不一、反應遲鈍或異常擴大可能是眼部疾病或神經系統問題的跡象，應尋求醫療幫助進行詳細檢查。

Q10 看見「彩圈」是眼病的先兆嗎？

A：在光源周圍看到彩圈可能是青光眼的徵兆之一，特別是伴隨眼痛和視力模糊時，應立即就醫。

Q11 太陽眼鏡只是造型配件而已？

A：戴太陽眼鏡除了時尚外，更重要的是保護眼睛免受紫外線（UV）的傷害，預防白內障和其他眼部疾病。

Q 12看電視離得愈遠愈好？

A：看電視應該保持適當距離，一般建議是螢幕對角線長度的五倍，過遠可能反而增加視力負擔。

Q 13眼藥水可以隨意使用嗎？

A：應按照醫生指示或產品說明使用眼藥水，過度或不當使用可能導致眼睛問題加重。

Q 14眼睛裡進沙子怎麼辦？

A：不要用手揉眼睛，可以嘗試眨眼或用清水輕輕沖洗眼睛。

Q 15看書時使用檯燈有助於保護視力嗎？

A：使用檯燈提供充足照明可以減少眼睛疲勞，保護視力。

Q16眼睛下方按摩可以消除眼袋嗎？

A：眼睛周圍的皮膚最為薄弱，眼袋大多是因皮膚、肌肉和下眶隔組織老化鬆弛，於是形成了眼袋。出現了眼袋怎麼辦？首先要調節作息，恢復正常睡眠，注意飲食營養。多吃富含膠原蛋白和高蛋白食物，增強皮膚彈性，另外可以用一些補氣養血、健脾養胃的中藥調理。輕柔按摩眼睛下方可以促進血液循環，對於減輕眼袋有一定幫助，但不能完全消除。

Q17休息時閉眼就足夠了嗎？

A：閉眼休息可以幫助眼睛放鬆，但最好配合眼部運動和遠眺放鬆，以達到更好的休息效果。

Q18眼睛經常流淚（流目油）是健康問題嗎？

A：眼睛經常流淚可能是乾眼症或淚道阻塞等問題的表現，建議就醫檢查。

Q19眼鏡度數愈高愈糟糕？

A：度數反映了視力矯正的需要，而不直接等於視力好壞。關鍵是找到合適的矯正方法，保持視力穩定。

Q20視力下降只能靠戴眼鏡解決？

A：除了戴眼鏡，還可以考慮隱形眼鏡或進行適合的眼科手術等方法矯正視力。

Q21眼睛裡有「小飛蚊」是視力問題？

A：眼中的「小飛蚊」現象通常是玻璃體混濁引起的，與視力無直接關係，但如果突然增多應就醫檢查。

Q22眼睛疲勞可以通過睡眠完全恢復？

A：充足的睡眠與營養有助於緩解眼睛疲勞，但如果是長期過度用眼，還需要通過減少用眼壓力和眼部鍛練來綜合改善。

Q23隨著年齡增長，視力下降是不可避免的嗎？

A：隨著年齡增長，眼睛結構會發生變化，如老花眼是自然老化的一部分，但通過適當的護眼措施和定期檢查，可以有效管理和緩解視力問題。

Q24眼睛周圍的皮膚比其他地方更容易老化？

A：眼睛周圍的皮膚較薄，更容易顯示出老化的跡象，如細紋和皺紋，因此需要特別的護理。

Q25看遠處可以恢復視力？

A：定期遠眺可以幫助緩解近距離用眼造成的眼睛疲勞，有利於眼睛放鬆，但不能恢復已經下降的視力。

Q26 淚水可以自潔眼睛，預防眼疾？

A：淚水能夠幫助潤滑眼球，清除眼睛內的異物和細菌，起到一定的自潔和保護作用。

Q27 戴隱形眼鏡睡覺沒關係？

A：除非是特殊設計的隱形眼鏡，一般不建議戴隱形眼鏡睡覺，以免增加眼睛感染和缺氧的風險。

Q28 眼睛裡面的血絲是血管破裂嗎？

A：眼睛表面的紅血絲通常是血管充血的表現，而非血管破裂。如果眼白出現大片紅斑，可能是結膜下出血，需注意。

Q29長時間在陽光下會導致眼睛傷害？

A：長時間在強烈陽光下未保護眼睛，會增加紫外線對眼睛的傷害，增加白內障和黃斑部病變的風險。

Q30眼鏡度數會隨年齡自然降低嗎？

A：眼鏡度數不會隨年齡自然降低。老年人可能會因為發生老花眼，對近處視力的需求改變。

關於耳朵健康的錯誤觀念和迷思非常多，以下是對耳朵健康相關的三十個常見迷思的破解，希望能幫助您更科學地照顧耳朵。

Q1使用棉花棒清潔耳朵可以預防耳垢積聚。

A：使用棉花棒反而可能將耳垢推入更深處，增加耳道阻塞的風險。

Q2耳垢是不潔的，應該完全清除。

A：耳垢有保護耳道，防止灰塵和細菌進入的作用。適量的耳垢是健康的。

Q3耳朵痛就是中耳炎。

A：耳朵疼痛可能由多種原因引起，包括外耳道炎症、牙齒問題等，不一定是中耳炎。

Q 4 耳鳴意味著耳朵出了嚴重問題。

A：耳鳴可能由多種因素引起，包括壓力、耳朵受損，甚至是藥物副作用，不一定是嚴重問題。

Q 5 潛水和飛行時耳朵疼痛是正常的。

A：這是由於氣壓變化所導致，嚼口香糖或打哈欠可以幫助平衡耳內外壓力。

Q 6 頻繁清潔耳朵可以預防耳朵感染。

A：過度清潔耳朵反而可能破壞耳道內的自然屏障，增加感染風險。

Q 7 聽力下降只發生在老年人身上。

A：聽力下降可以在任何年齡發生，特別是長時間暴露於噪音中的人。

Q8耳朵堵塞總是因為耳垢。

A：耳朵堵塞也可能是因為感染、過敏或其他問題引起的液體積聚。

Q9穿耳洞不會對聽力造成影響。

A：穿耳洞通常不會影響聽力，除非發生感染或其他併發症。

Q10耳朵感染自己會好，不需要治療。

A：一些輕微的耳朵感染可能會自然療癒，但嚴重或持續感染就需要醫療治療。

Q11使用耳機聽音樂不會損害聽力。

A：長時間使用耳機聽高音量音樂確實可以損害聽力。

Q12耳朵保健沒有必要定期檢查。

A：定期檢查可以幫助及早發現和治療潛在問題，有助保持長期聽力健康。

Q13聽力損失是不可逆的。

A：部分聽力損失可能是永久性的，但有些情況下，透過治療或使用助聽器可以改善聽力。

Q14只有老人才會得耳鳴。

A：耳鳴可以在任何年齡發生，尤其是那些經常暴露於噪音中的人群。

Q15耳朵和平衡無關。

A：耳朵內部的前庭系統對維持身體平衡至關重要。耳朵問題可以影響平衡感和導致暈厥。

Q 16耳朵和喉嚨沒有關聯。

A：耳朵、鼻子和喉嚨是相互連接的，一個區域的問題可能影響到其他區域。

Q 17耳朵可以承受任何音量的聲音。

A：耳朵對於極高或極低的音量非常敏感，長時間或反覆暴露於高音量聲音下會導致永久性聽力損失。

Q 18長期使用耳機沒有壞處。

A：長期使用耳機，特別是大音量下，會增加聽力損失和耳鳴的風險。

Q 19耳朵內的異物可以自己取出。

A：這麼做可能會導致耳道受傷或異物被推得更深，應尋求醫療幫助。

Q 20 耳朵問題只能由耳鼻喉科醫生治療。

A：耳鼻喉科醫生專門處理耳朵問題，但某些情況下也可能需要其他專業人士，如聽力專家的協助。

Q 21 耳道感染只會在夏天發生。

A：耳道感染（泳池耳）雖然在夏天較為常見，但在任何季節都可能發生。

Q 22 耳朵問題與年齡無關。

A：聽力通常隨著年齡的增長而下降，老年人更容易出現耳朵問題。

Q 23 聽力損失只能通過手術治療。

A：聽力損失的治療方法多樣，包括使用助聽器、耳藥物治療，以及在某些情況下的手術。

Q24耳朵疼痛總是由於耳朵內部的問題。

A：耳朵疼痛有時可能由牙齒問題、顳顎關節障礙等外部因素引起。

Q25頻繁飛行不會影響耳朵健康。

A：頻繁飛行導致的氣壓變化可能會影響耳朵健康，尤其是對有耳道問題的人。

Q26耳朵疼痛只需要熱敷就能解決。

A：熱敷可能有助於緩解耳朵疼痛，但並不能解決疼痛的根本原因，需要進一步的診斷和治療。

Q27所有耳鳴都是腎虛引起的。

A：中醫認為耳鳴與腎有關，但耳鳴的成因複雜，除了腎虛，也可能與肝火旺盛、氣血不足等多種因素有關。

Q28飲食調養可以完全治癒耳疾。

A：雖然中醫強調飲食調養在耳疾治療中的重要性，但對於某些耳疾，如中耳炎、聽力下降等，可能還需要藥物治療或其他治療方法。

Q29長期聽力損失無法通過中醫恢復。

A：雖然中醫可能難以完全恢復長期聽力損失，但通過調整體質、改善血液循環等方法，可以幫助部分患者改善聽力狀況。

Q30耳朵按摩只是為了放鬆，對耳疾無益。

A：耳朵按摩能刺激相關穴位，對於預防和治療某些耳疾有一定的幫助。

國家圖書館出版品預行編目 (CIP) 資料

吳明珠醫師的文明病處方：耳聰目明，過上聰明人生 / 吳明珠著 . -- 第一版 . -- 臺北市：遠見天下文化出版股份有限公司，2024.05
面；　公分 . -- (醫學健康；BGH207)
ISBN 978-626-355-757-4(平裝)

1.CST: 五官科 2.CST: 中醫治療學

413.5　　113006074

醫學健康 BGH207

吳明珠醫師的文明病處方
——耳聰目明，過上聰明人生

作者 — 吳明珠
文字整理 — 許湘庭

總編輯 — 吳佩穎
責任編輯 — 張立雯
封面設計・內頁插圖— Dinner Illustration

出版者 — 遠見天下文化出版股份有限公司
創辦人 — 高希均、王力行
遠見・天下文化 事業群榮譽董事長 — 高希均
遠見・天下文化 事業群董事長— 王力行
天下文化社長 — 林天來
國際事務開發部兼版權中心總監 — 潘欣
法律顧問 — 理律法律事務所陳長文律師
著作權顧問 — 魏啟翔律師
社址 — 台北市 104 松江路 93 巷 1 號 2 樓
讀者服務專線 —（02）2662-0012 ｜傳真 —（02）2662-0007；2662-0009
電子郵件信箱 — cwpc@cwgv.com.tw
直接郵撥帳號 — 1326703-6 號　遠見天下文化出版股份有限公司

電腦排版— 芯澤有限公司
製版廠 — 中原造像股份有限公司
印刷廠 — 中原造像股份有限公司
裝訂廠 — 中原造像股份有限公司
登記證 — 局版台業字第 2517 號
總經銷 — 大和書報圖書股份有限公司｜電話 — (02)8990-2588
出版日期 — 2024 年 5 月 16 日第一版第 1 次印行

定 價 — NT350 元
ISBN— 978-626-355-757-4
EISBN — 9786263557598（EPUB）；9786263557581（PDF）
書 號 —BGH207
天下文化官網 — bookzone.cwgv.com.tw

天下文化
BELIEVE IN READING